Marlies Ehmann   Ingrid Völkel

Pflegediagnosen in der Altenpflege

Marlies Ehmann   Ingrid Völkel

Pflegediagnosen
in der Altenpflege

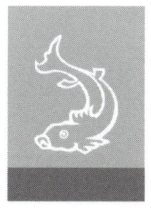

URBAN & FISCHER

München · Jena

Zuschriften und Kritik an:
Urban & Fischer Verlag, Lektorat Altenpflege, Am Bleicheberg 18, 06484 Quedlinburg

Wie allgemein üblich, wurden Warenzeichen bzw. geschützte Namen
(z.B bei Pharmapräparaten) nicht immer besonders gekennzeichnet.

Wichtiger Hinweis
Die Erkenntnisse in Pflege und Medizin unterliegen laufendem Wandel durch Forschung und klinische Erfahrungen.
Die Autorinnen dieses Werkes haben große Sorgfalt darauf verwendet, dass die in diesem Werk gemachten therapeutischen Angaben (insbesondere hinsichtlich Indikation, Dosierung und unerwünschten Wirkungen) dem derzeitigen
Wissensstand entsprechen. Auf Grund des Charakters dieses Werkes sind die gemachten Angaben grundsätzlich nicht
auf Vollständigkeit oder auf umfassende Aufklärung über Nebenwirkungen und Dosierungen angelegt. Der Nutzer dieses Werkes hat die Verpflichtung, anhand der Beipackzettel zu verschreibender Präparate zu überprüfen, ob die dort
gemachten Angaben von denen in diesem Buch abweichen und seine Verordnung in eigener Verantwortung zu treffen.

Die Deutsche Bibliothek – CIP-Einheitsaufnahme
Ein Titeldatensatz für diese Publikation ist bei
Der Deutschen Bibliothek erhältlich

Um den Textfluß nicht zu stören, wurde meistens die grammatikalisch maskuline Form gewählt. Selbstverständlich
sind in diesen Fällen immer Frauen und Männer gemeint.

Lektorat: Dr. Grit Wurlitzer
Herstellung: Hildegard Graf
Satz: Bader · Damm · Kröner, Heidelberg
Druck und Bindung: Franz Spiegel Buch GmbH, Ulm
Umschlaggestaltung: prepress ulm GmbH, Ulm
Titelfoto: Werner Krüper, Bielefeld

Printed in Germany

ISBN 3-437-46440-X

Aktuelle Informationen finden Sie im Internet unter: http://www.urbanfischer.de

▌ Vorwort

Die Pflegeplanung nach dem Pflegeprozessmodell ist in den Maßstäben zur Qualitäts-sicherung, § 80 SGB XI, verbindlich gefordert. Mit dem Formulieren von Pflegeproble-men, Pflegezielen und Pflegemaßnahmen wurde in Praxis und Ausbildung sehr viel Zeit verbracht, ohne zu einem befriedigenden Ergebnis zu kommen.

Auch die unterschiedlichen Einstufungen durch den Medizinischen Dienst der Pflege-kassen sorgten trotz einheitlicher Richtlinien in der Vergangenheit für Unmut bei den Versicherten.

Durch das Anwenden der Pflegediagnosen im Pflegeprozess kann dieses Problem weit-gehend gelöst werden.

Die schon seit einiger Zeit vorhandenen und übersetzten Pflegediagnosen der NANDA (North American Nursing Diagnosis Association) wurden bisher in der Praxis nicht in den Pflegeprozess integriert, obwohl die Notwendigkeit der Verwendung von Pflegedia-gnosen zunehmend in allen Bereichen der Pflege erkannt wird.

Nach unseren Erfahrungen liegt dies daran, dass sich Ausbildungssysteme, Gesund-heitssysteme, die Kompetenzen der Pflege in Europa und insbesondere der Altenpflege in Deutschland im Verhältnis zum anglo-amerikanischen Raum in vielen Punkten unterscheiden. In der bisher veröffentlichten Literatur waren Pflegediagnosen kaum auf die Bedürfnisse der deutschsprachigen ambulanten und stationären Pflege des alten Menschen für die Praxis übertragbar.

Da wir in Pflegediagnosen grundsätzlich den richtigen Weg sehen, Pflege einheitlich beschreibbar und damit erfassbar und transparent zu machen, haben wir für den Bereich der Altenpflege eine Auswahl beschrieben, die häufig in der ambulanten und sta-tionären Pflege vorkommen.

Um den Charakter einer breiten Verständlichkeit zu erreichen, wurden die Diagnosen und ihre Definitionen in eine für die Praxis möglichst geläufige und verständliche Spra-che gesetzt. Bei der Infomationssammlung zur Fallbeurteilung (Assessment), bei Zielen und Maßnahmen wurden das Pflegeversicherungsgesetz und die Richtlinien der Spit-zenverbände zur Beurteilung der Pflegebedürftigkeit nach der XI. Fassung des Sozialge-setzbuches berücksichtigt.

Aus diesem Grunde wurde auch eine modifizierte Klassifizierung nach Aktivitäten und existenziellen Erfahrungen des Lebens vorgenommen. Die Pflegediagnosen für die Alten-pflege sind ein Grundstein für die Anwendung im Pflegeprozess. Sie können durch wei-tere Diagnosen ergänzt werden. Wir werden darum bemüht sein, sie laufend der aktuel-len Entwicklung anzupassen und sind für Anregungen und Kritik dankbar. Außerdem bedanken wir uns beim Urban & Fischer-Verlag und bei unserer Lektorin Frau Dr. Wur-litzer für ihren Einsatz, die Pflegediagnosen in der deutschen Pflegefachliteratur zu etablieren. Mit dem vorliegenden Buch soll Verantwortlichen in der Politik, Gutachtern der Pflegekassen, Verantwortlichen für die Pflegeplanung in der Praxis und Auszubildenen in der Pflege eine Grundlage zum Anwenden von Pflegediagnosen im Pflegeprozess im Sinne der amerikanischen Pflegeprofessorin Norma Lang an die Hand gegeben werden: „Wenn wir etwas nicht benennen können, können wir es nicht kontrollieren, nicht finanzieren, nicht erforschen, nicht in die Politik einbringen". (Norma Lang)

Die Verfasserinnen

Inhaltsverzeichnis

Abbildungsnachweis

K157   Werner Krüper, Bielefeld
L215   Sabine Weinert-Spieß, Neu-Ulm
M221   Ruth Mamerow, Hamburg
V121   Fa. Meyra, Kalletal-Kalldorf

■ 1. Pflegeprozess mit System durch Pflegediagnosen

1.1 Pflegediagnosen international und in der Altenpflege Deutschlands

Pflegediagnosen bilden die Basis des Pflegeprozesses. Sie machen eine einheitliche Fachsprache möglich und erleichtern die Formulierung und Dokumentation der Pflege innerhalb des Pflegeprozesses. Sie unterstützen beim Nachweis der Prozess- und Ergebnisqualität und dienen der transparenten Darstellung von Pflege und deren Leistungserfassung. Erst durch das genaue Beschreiben und transparente Darstellen von Pflege können die Verantwortlichen in Politik und Öffentlichkeit Inhalte und Umfang der Pflege und den damit verbundenen personellen und zeitlichen Aufwand realistisch einschätzen. Das Erkennen und Benennen von Pflegediagnosen ist ein entscheidender Schritt zur professionellen Pflege.

NANDA Diagnosen

Seit den siebziger Jahren beschäftigen sich in den USA PflegeexpertInnen mit der Entwicklung von Pflegediagnosen.

NANDA definiert Pflegediagnosen folgendermaßen:

„Eine Pflegediagnose ist eine klinische Beurteilung der Reaktion von Einzelpersonen, Familien oder sozialen Gemeinschaften auf aktuelle oder potentielle Probleme der Gesundheit oder im Lebensprozess. Pflegediagnosen bilden die Basis zur Auswahl pflegerischer Maßnahmen, um Ergebnisse zu erreichen, für die die Pflege verantwortlich ist".

Pflegediagnosen sind auf dem Hintergrund der in Amerika schon seit längerem praktizierten Pflegemodelle und der Akademisierung, der wissenschaftlichen Überprüfung und Erforschung von Pflege entstanden. Aufgrund der vielfältigen Modelle (Dungan, Johnson, King, Roy, Neumann, Orem, Rooper, Rogers, und andere) rücken gezielte Kommunikation, Beratung und die Berücksichtigung psychosozialer Probleme in den Vordergrund. Dies spiegelt sich in den Pflegediagnosen wieder.
Um die Pflegediagnosen in einem System zu ordnen, entwickelte die NANDA ein Klassifizierungssystem unter der Bezeichnung „menschliche Reaktionsmuster" für die Zuordnung der einzelnen Pflegediagnosen. Dieses Klassifikationssystem kann unabhängig und modellübergreifend eingesetzt werden.

Klassifikation nach Gordon

Neben der von der NANDA verbreiteten Taxonomie und Klassifikation hat die Einteilung von Majory Gordon eine weite Verbreitung gefunden. Gordon entwickelte ihre Klassifikation eigens, um die Pflegeerhebung systematisch zu erfassen und im Anschluss daran, die Pflegediagnosen leichter zuordnen zu können. Sie fasst die Diagnosen nach Verhaltensmustern zusammen. Dabei sieht sie den Menschen physisch, psychisch und sozial als Einzelwesen, als Teil seiner Familie, einer Kleingruppe oder einer kommunalen Beziehung. Ihre Auffassung basiert auf der Grundlage, dass Pflege sich nicht nur an einzelne Menschen, sondern auch an Familien und ganze Gemeinschaften richten kann.

Entwicklungen internationaler Pflegeberufsverbände

Im Rahmen der weiteren Entwicklung (1999/2000) arbeitet der Internationale Pflegeberufsverband ICN (International Council of Nurses) in enger Zusammenarbeit mit der NANDA an einem Projekt zur „Entwicklung einer internationalen Klassifikation für die Pflege". Die vorgesehene Klassifikation berücksichtigt z. B. auch verschiedene Wahrnehmungsaspekte, Coping und Stresstoleranz, Werte und Überzeugungen.
Auf europäischer Ebene beschäftigt sich der 1995 gegründete ACENDIO (Association for Common European Nursing Diagnoses, Interventions und Outcomes) mit der Entwicklung von Pflegediagnosen. Auch hier dürften Übersetzungsprobleme und gesetzliche Bedingungen einer bedingungslosen Übernahme im Wege stehen.

Entwicklung in Deutschland

Sowohl in den Definitionen von Pflegebedürftigkeit und Pflege als auch in den Ordnungssystemen werden Unterschiede zwischen internationalen Entwicklungen und Pflege in Deutschland sehr deutlich. Dazu kommen noch die kulturellen Unterschiede, die Besonderheiten durch unterschiedliche gesetzliche Bestimmungen sowie sprachliche Übersetzungsprobleme.
Die Akademisierung der Pflege hat im westlichen Teil Deutschlands erst nach der Wiedervereinigung des Landes begonnen. Pflege im deutschsprachigen Raum ist zurzeit geprägt durch
- bedürfnisorientierte Modelle von Virginia Henderson (14 Grundbedürfnisse) und Nancy Rooper (12 Lebensaktivitäten – LA)
- dem von Liliane Juchli modifizierten Modell der 12 Aktivitäten des täglichen Lebens (ATL), das eine umfassende Verbreitung in Ausbildung und Praxis fand.

In die Krankenpflege halten zunehmend auch andere Pflegemodelle und Klassifizierungen Einzug (z. B. Dorothea Orem, Callista Roy).
In der Altenpflege gewinnt die Einteilung nach Monika Krohwinkel (13 Aktivitäten und existenzielle Erfahrungen des Lebens – AEDL) an Bedeutung. Sie ist in modifizierter Form in den Richtlinien der Pflegekassen zur Begutachtung von Pflegebedürftigkeit

nach dem XI. Sozialgesetzbuch zu erkennen. Im Pflegeversicherungsgesetz (SGB XI) ist der Begriff der Pflegebedürftigkeit folgendermaßen definiert:

Begriff der Pflegebedürftigkeit

SGB XI, §14 (1) Pflegebedürftig im Sinne dieses Buches sind Personen, die wegen einer körperlichen, geistigen oder seelischen Krankheit oder Behinderung, für die gewöhnlichen und regelmäßig wiederkehrenden Verrichtungen im Ablauf des täglichen Lebens auf Dauer, voraussichtlich für mindestens sechs Monate, in erheblichem oder höherem Maße (§15) der Hilfe bedürfen.

(2) Krankheiten oder Behinderungen im Sinne des Absatzes 1 sind:

1. Verluste, Lähmungen oder andere Funktionsstörungen am Stütz- und Bewegungsapparat,
2. Funktionsstörungen der inneren Organe oder der Sinnesorgane,
3. Störungen des Zentralnervensystems wie Antriebs-, Gedächtnis- oder Orientierungsstörungen sowie endogene Psychosen, Neurosen oder geistige Behinderungen.

(3) Die Hilfe im Sinne des Absatzes 1 besteht in der Unterstützung, in der teilweisen oder vollständigen Übernahme der Verrichtungen im Ablauf des täglichen Lebens oder in Beaufsichtigung oder Anleitung mit dem Ziel der eigenständigen Übernahme dieser Verrichtungen.

(4) Gewöhnliche und regelmäßig wiederkehrende Verrichtungen im Sinne des Absatzes 1 sind:

1. im Bereich der Körperpflege: das Waschen, Duschen, Baden, die Zahnpflege, das Kämmen, Rasieren, die Darm- oder Blasenentleerung,
2. im Bereich der Ernährung: das mundgerechte Zubereiten oder die Aufnahme der Nahrung,
3. im Bereich der Mobilität: das selbstständige Aufstehen und Zu-Bett-Gehen, An- und Auskleiden, Gehen, Stehen, Treppensteigen oder das Verlassen und Wiederaufsuchen der Wohnung,
4. im Bereich der hauswirtschaftlichen Versorgung: das Einkaufen, Kochen, Reinigen der Wohnung, Spülen, Wechseln und Waschen der Wäsche und Kleidung oder das Beheizen der Wohnung.

Die Orientierung des Pflegegesetzes und der Altenpflege in Deutschland an Aktivitäten des täglichen Lebens (ATL) und Aktivitäten und existenziellen Erfahrungen des Lebens (AEDL), lässt es im Moment sinnvoll erscheinen, für die Zuordnung der Pflegediagnosen in der Altenpflege ein aus diesen Aktivitäten modifiziertes „Klassifikationssystem mit 12 Lebensaktivitäten" zu verwenden. Es entspricht im Wesentlichen auch der Einteilung in den Begutachtungsrichtlinien des MDK (Medizinischer Dienst der Kranken- und Pflegekassen). Hier wurden die AEDL „Sich als Frau oder Mann fühlen und verhalten" und „Mit existenziellen Erfahrungen des Lebens umgehen" ersetzt durch: „Sich situativ anpassen können".

Für die Anwendung von Pflegediagnosen im praktischen Pflegeprozess, wurde eine für deutsche Verhältnisse relevante Auswahl innerhalb der von der NANDA definierten Pflegediagnosen getroffen, und inhaltlich sowie sprachlich so modifiziert, dass sie den derzeitigen Bedingungen in Ausbildung und Praxis bestmöglich entsprechen.

Klassifikationssysteme für Pflegediagnosen

Zur besseren Überschaubarkeit sind Pflegediagnosen von Pflegeexperten bestimmten Lebensbereichen zugeordnet worden (☞ Tabelle). Diese Klassifizierung in unterschiedliche Komplexe erleichtert die Anwendbarkeit von Pflegediagnosen. Die in diesem Buch vorgestellten Pflegediagnosen beziehen sich auf das Klassifikationssystem der AEDL von Krohwinkel für den Bereich Altenpflege.

1.2   Pflegediagnosen ermöglichen professionelle Pflege

Der Begriff „Professionelle Pflege" wird oft im Zusammenhang mit der Akademisierung von Pflege gebraucht. In der Praxis geht es sicher darum, dass überprüfte, anerkannte wissenschaftliche Erkenntnisse Anwendung und weitere Überprüfung in der Praxis finden. Das Pflegeversicherungsgesetz § 11 (1) fordert folgende Rechte und Pflichten der Pflegeeinrichtungen. Die Pflegeeinrichtungen pflegen, versorgen und betreuen die Pflegebedürftigen, die ihre Leistungen in Anspruch nehmen, entsprechend „dem allgemein anerkannten Stand medizinisch-pflegerischer Erkenntnisse". Inhalt und Organisation der Leistungen haben eine „humane und aktivierende Pflege unter Achtung der Menschenwürde" zu gewährleisten. Damit wird auch der Inhalt professioneller Pflege definiert.

Die Verwendung von Pflegediagnosen gehört mittlerweile zum anerkannten internationalen Standard in der Pflege, da sie von Expertengruppen entwickelt und überprüft wurden. Bei den international unterschiedlichen Gesundheitssystemen und -ausbildungen werden dabei jedoch Anpassungen an nationale Gegebenheiten und gesetzliche Bestimmungen erforderlich. Diese Anpassung wurde mit den hier vorliegenden Pflegediagnosen durch Auswahl, inhaltliche Anpassung und Klassifikation vorgenommen.

Pflegediagnosen beschreiben Einschränkungen von Fähigkeiten, des Gesundheitszustandes, der Selbstständigkeit und der Selbstversorgung.

Durch das anschließende **Differenzieren und Abstufen** bei der Beschreibung der individuellen

- a) **Probleme**, z.B.: „Der alte Mensch ist bei der Körperpflege teilweise unselbstständig und kann die rechte Seite nicht bewegen" und
- b) **Ressourcen**, z.B.: „kann sich mit der linken Hand Gesicht, Oberkörper und Intimbereich waschen"

werden auch die Ressourcen genau erfasst und in die Zielsetzung und Maßnahmenplanung einbezogen.

Pflegediagnosen fördern eine **ressourcenorientierte Pflege.**

Klassifikationssysteme als Basis für Pflegediagnosen

NANDA Reaktionsmuster	Gordon Verhaltensmuster	ICN (geplant)	Krohwinkel AEDL	Modifizierte Lebensaktivitäten nach AEDL
Austauschen	Wahrnehmung und Umgang mit der eigenen Gesundheit	Wahrnehmung und Umgang mit der eigenen Gesundheit	Kommunizieren	Kommunizieren
In Beziehung treten	Ernährung und Stoffwechsel	Ernährung und Stoffwechsel	Sich bewegen	Sich bewegen
Sich bewegen	Ausscheidung	Ausscheidung	Vitale Funktionen des Lebens aufrecht erhalten	Vitale Funktionen des Lebens aufrecht erhalten
Wahrnehmen	Aktivität und Bewegung	Energiehaushalt	Sich pflegen	
Wissen	Schlaf und Ruhe	Wohlbefinden	Essen und trinken	Essen und trinken
Fühlen	Kognition und Perzeption	Kognition und Perzeption	Ausscheiden	Ausscheiden
Kommunizieren	Selbstwahrnehmung und Selbstkonzept	Selbstwahrnehmung und Selbstkonzept	Sich kleiden	Sich waschen, kleiden und pflegen
Wählen	Rollen und Beziehungen	Rollen und Beziehungen	Ruhen und schlafen	Ruhen und schlafen
Wertschätzen	Sexualität und Reproduktion	Sexualität und Reproduktion	Sich beschäftigen	Sich beschäftigen
	Bewältigungsverhalten	Coping und Stresstoleranz	Sich als Mann oder Frau verhalten	Sich als Mann und Frau fühlen und verhalten
		Werte und Überzeugungen	Für eine sichere Umgebung sorgen	Für Sicherheit sorgen
			Soziale Bereiche des Lebens sichern	Soziale Bereiche des Lebens sichern
			Mit existenziellen Erfahrungen des Lebens umgehen	Mit existenziellen Erfahrungen des Lebens umgehen

Die in diesem Buch getroffene Auswahl an Zeichen, Ursachen, Beurteilungskriterein, Zielen und Pflegetherapie soll in der Praxis im Sinne einer **individuellen Pflegeplanung** differenziert, abgestuft und ggf. ergänzt werden.

Vorteile der Anwendung und Dokumentation von Pflegediagnosen, Zielen und Maßnahmen im Pflegeprozess:

- **Einheitliche Sprache** in der Pflege (jeder versteht unter einem gleichen oder ähnlichen Begriff dasselbe)
- Sie sind **pflegemodell- und klassifikationsübergreifend** einsetzbar

- Erlernbares, **einheitlich strukturiertes Fachwissen** (genauso wie medizinische Diagnosen)
- **Transparenz** des erforderlichen Hilfebedarfs bei verschiedenen körperlichen, geistigen oder seelischen Krankheiten oder Behinderungen und Einschränkungen bei regelmäßig wiederkehrenden Verrichtungen im Ablauf des täglichen Lebens
- **Schritte des Pflegeprozesses sind** auf der Basis von Pflegediagnosen **strukturiert** in:
  - Informationssammlung, Assessment
  - Pflegediagnose auf der Basis individueller Zeichen und Ursachen (Auswahl ist vorgegeben)
  - Ziele (Auswahl ist vorgegeben)
  - Pflegetherapie (Auswahl der Maßnahmen ist vorgegeben)
  - Durchführung der Pflegetherapie (kann durch Standards ergänzt werden)
  - Beurteilungskriterien (Auswahl ist vorgegeben)
- **Transparenz** von Pflege, es kann problemlos nachvollzogen werden, welche Leistungen erforderlich sind
- Die Leistungsempfänger der professionellen Dienstleistung „Pflege" können den erforderlichen Umfang der Dienstleistung deutlich machen.

Aus diesen Vorteilen wird ersichtlich, dass die Anwendung von Pflegediagnosen im Pflegeprozess einen unverzichtbaren Beitrag zur Professionalisierung der Pflege leistet.

1.3   Pflegediagnosen als weiterer Schritt zur Qualitätssicherung

In den Grundsätzen und Maßstäben zur Qualität und Qualitätssicherung ist die Dokumentation des Pflegeprozesses und des Leistungsgeschehens nach § 80 SGB XI Abs. 3.2.3 für ambulante und vollstationäre Einrichtungen vorgeschrieben.

Um überprüfbar zu machen, ob bei einem Pflegeproblem auch alle realisierbaren Ziele formuliert werden und alle erforderlichen Maßnahmen zum Erreichen der Ziele eingesetzt wurden, bedarf es festgelegter Pflegediagnosen mit Zielen und Maßnahmen.

Ebenso verlangt der Umgang mit Pflegediagnosen Kenntnisse und Fähigkeiten zum weiterführenden Assessment (Fallbeurteilung) und zur Prioritätensetzung.

Pflegediagnosen können deshalb nur von Fachkräften (Altenpflegerinnen und Altenpflegern sowie Krankenschwestern und Krankenpfleger) gestellt werden. Sie sind das Fundament professioneller Altenpflege und in der Ausbildung systematisch zu erlernen. Dadurch wird den Auszubildenden klar, welche Bedeutung Wissenschaften wie z. B. die Medizin, Pharmakologie und Psychologie für das Assessment zu Pflegediagnosen und damit für die professionelle Gestaltung des Pflegeprozesses haben. Somit erhöht sich durch Pflegediagnosen auch die Qualität der Ausbildung in der Altenpflege.

Entsprechend der gestellten Pflegediagnosen werden genau definierte Maßnahmen notwendig. Sie orientieren sich an der individuellen Situation des Menschen und am neuesten Stand der Pflegeforschung. Durch die Zuordnung dieser Maßnahmen zu Diagnosen kann genau überprüft werden, ob notwendige Pflegemaßnahmen angewendet oder unterlassen wurden. So kann bei Pflegefehlern ggf. auch hinterfragt werden, ob alle erforderlichen Maßnahmen durchgeführt wurden. Unterlassungen müssen dann fachlich begründet werden können. Sollten notwendige Maßnahmen durch die Kassen oder von Selbstzahlern aus finanziellen Gründen abgelehnt werden, so ist dies ebenfalls zur eigenen Absicherung zu dokumentieren.

Auf der Basis von Pflegediagnosen kann ebenso die Kostenübernahme durch eine Kostenübernahmeerklärung oder im Rahmen der Pflegesatzverhandlungen geklärt werden.

Die praktische Arbeit mit Pflegediagnosen wird erleichtert durch ein Karteikartensystem oder EDV.

▮ 2. Pflegediagnostik als Bestandteil des Pflegeprozesses

2.1 Der Pflegeprozess

Die Weltgesundheitsorganisation (WHO) hat den Pflegeprozess als „strukturierten Stufenplan" beschrieben. Daraus wurde ein differenzierter Regelkreis mit sechs Stufen entwickelt. Es werden die einzelnen Schritte dargestellt, die aus einer spontanen, ungeplanten Pflege einen geplanten Prozess werden lassen. Assessment und Pflegediagnosen sind in diesen Regelkreis integriert (☞ Abb.1).

- Der Pflegeprozess beginnt mit der **Pflegediagnostik.** Es werden Informationen zu den allgemeinen, persönlichen Angaben und der Biographie des alten Menschen gesammelt. Im anschließenden Assessment werden die Informationen zur individuellen Beurteilung gesammelt. Das Ergebnis dieses ersten Schrittes macht die Probleme und Ressourcen des alten Menschen deutlich.
- Diese Probleme (Zeichen, Symptome) ergeben als zusammenfassende Problembeschreibung die **Pflegediagnose** (☞ Abb. 2)

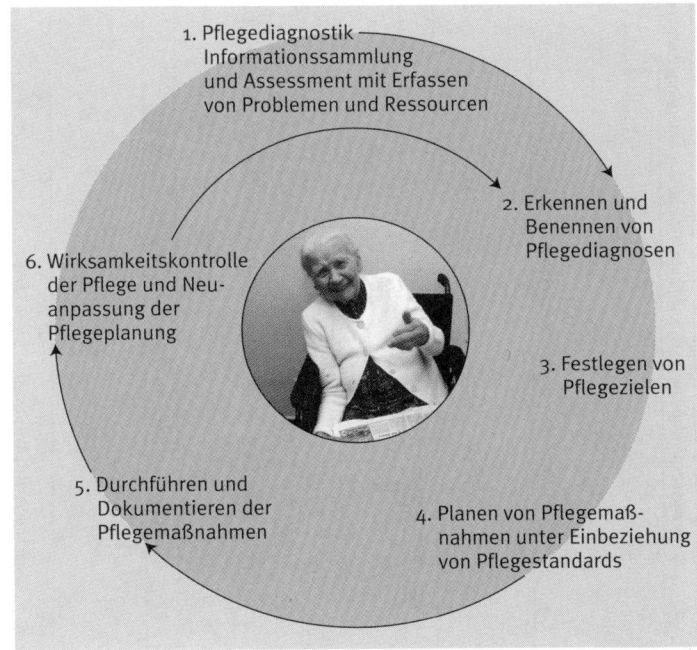

1. Pflegediagnostik Informationssammlung und Assessment mit Erfassen von Problemen und Ressourcen

2. Erkennen und Benennen von Pflegediagnosen

3. Festlegen von Pflegezielen

4. Planen von Pflegemaßnahmen unter Einbeziehung von Pflegestandards

5. Durchführen und Dokumentieren der Pflegemaßnahmen

6. Wirksamkeitskontrolle der Pflege und Neuanpassung der Pflegeplanung

Abb.1: Das Erstellen von Pflegediagnosen ist ein entscheidender Schritt im Rahmen des Problemlösungsprozesses Pflege. [K157]

Urheberrechtlich geschützt · Nachdruck und Vervielfältigung nicht gestattet
2. veränderte Auflage 2000
DAN PRODUKTE Pflegedokumentation GmbH
Postfach 22 34 80 · 57040 Siegen · Tel. (02 71) 880 980 · Fax (02 71) 870 303

Name *Woller, Anna*

A = Anleitung = 0 P   B = Beaufsichtigung = 1 P   U = Unterstützung = 2 P   TÜ = Teilweise Übernahme = 3 P   VÜ = Vollständige Übernahme = 4 P
(entsprechende Kürzel in Kästchen Hilfe/Punkte eintragen)

		Pflegediagnose	Hilfe/Punkte
1.	**Kommunizieren können** (Sehen, Hören, Sprechen, Sprachverständnis, Orientierung, Gedächtnis)		
2.	**Sich bewegen können** (Hilfestellung, Rollstuhl, bettlägerig, Kontrakturen)		
3.	**Vitale Funktionen aufrechterhalten** (Atmung, Kreislauf- und Wärmeregulation)		
4.	**Sich pflegen können** (Waschen, Haut)		
5.	**Essen und Trinken können** (Kau- und Schluckstörungen) *Nahrung kann nicht selbstständig zerkleinert werden. Getränk muss eingeschenkt werden.*	*Selbstversorgungsdefizit bei der Ernährung*	*U 2*
6.	**Ausscheiden können** (Toilettentraining, Inkontinenz)		

Abb. 2:   Festlegen der Pflegediagnose. Mit freundlicher Genehmigung der Firma DAN PRODUKTE.

7.	Sich kleiden können	Pflegediagnose
8.	Ruhen und schlafen können (Schlafmittel, Schlaf-Wachumkehr)	Pflegediagnose
9.	Sich beschäftigen können (Aktivitäten, Hobbies, Freizeitgestaltung)	Pflegediagnose
10.	Sich als Mann / Frau fühlen können	Pflegediagnose
11.	Für Sicherheit sorgen können (Orientierung zu Raum, Zeit, Entscheidungsfähigkeit, Medikamente, Hilfsmittel)	Pflegediagnose
12.	Soziale Bereiche des Lebens sichern können (Sozialverhalten, Kontakte)	Pflegediagnose
13.	Mit existentiellen Erfahrungen des Lebens umgehen können	Pflegediagnose
14.	Umgang mit dem Tod	

TAGESGESTALTUNG

Datum: Unterschrift der Pflegekraft

DANPRODUKTE

Anamnese 3131

Abb. 2: (Fortsetzung)

- Auf dieser Grundlage werden **Pflegeziele** festgelegt und in den Pflegeplan geschrieben (☞ Abb. 3)
- Im Pflegeplan werden danach alle pflegerelevanten **Maßnahmen** aufgeschrieben, die zur Erreichung der Pflegeziele angewendet werden sollen. In den Pflegeplan können **handlungsorientierte Pflegestandards** einbezogen werden (☞ Abb. 3)
- Die Maßnahmen werden durchgeführt und die zeit- und fachgerechte **Durchführung** wird dokumentiert, um die tatsächlich erbrachte Pflegeleistung zu belegen (☞ Abb. 4)
- Regelmäßige **Überprüfung** des Pflegeplanes ist notwendig, um Wirksamkeit, Leistungsfähigkeit und Wirtschaftlichkeit der Pflegemaßnahmen zu beurteilen. Haben sich neue Informationen ergeben, wird der Pflegeplan überarbeitet und der neuen Situation angepasst. In einem Jahresentwicklungsblatt können Erfolge langfristig grafisch sichtbar gemacht werden (☞ Abb. 5)

2.2   Pflegediagnostik

2.2.1   Schritte der Diagnostik

Unter Pflegediagnostik wird der gesamte Prozess zur Beurteilung der Pflegesituation des alten Menschen verstanden. Er umfasst die ersten beiden Schritte des Pflegeprozesses.

Dies macht schon deutlich, dass es sich nicht um eine zusätzliche, zeitaufwendige Maßnahme handelt, sondern dieser Schritt bereits immer Bestandteil des Pflegeprozesses war.

Die Pflegediagnostik wird in folgende Einzelschritte untergliedert:

- Assessment, d.h. die körperliche, psychische und soziale Situation des alten Menschen wird ermittelt
- Analyse der gesammelten Informationen
- Beurteilen der Informationen, die Diagnosen werden gestellt
- Pflegediagnosen werden auf ihre Richtigkeit überprüft, d.h. mit dem alten Menschen wird entschieden, welche Pflegediagnosen für ihn von Bedeutung sind.

Der diagnostische Prozeß ist abhängig von

- Der fachlichen Qualifikation, Kommunikations-, Wahrnehmungsfähigkeit und Beziehungsfähigkeit der Pflegenden
- Institutionellen und teamspezifischen Faktoren wie z.B. dem sozialen Klima einer Gruppe und der Pflegekonzeption.

Name Woller, Anna

Urheberrechtlich geschützt · Nachdruck und Vervielfältigung nicht gestattet
3. veränderte Auflage 2000

DAN PRODUKTE Pflegedokumentation GmbH · Postfach 22 34 80 · 57040 Siegen · Tel. (02 71) 880 980 · Fax (02 71) 870 303

1. Kommunizieren können;
2. Sich bewegen können;
3. Vitale Funktionen aufrechterhalten;
4. Sich pflegen können;
X 5. Essen und Trinken können;
6. Ausscheiden können;
7. Sich kleiden können;
8. Ruhen und Schlafen können;
9. Sich beschäftigen können;
10. Sich als Mann/Frau fühlen können;
11. Für Sicherheit sorgen können;
12. Soziale Bereiche des Lebens sichern können;
13. Mit existenziellen Erfahrungen des Lebens umgehen können;
14. Umgang mit dem Tod

Jahr 2000 Nr. 2

Dat.	Nr.	Wechsel-wirkung mit Nr.	Probleme, Ressourcen, Fähigkeiten, Hilfsmittel	Ziele	über-prüfen am	Hdz.	Kenn-Nr. Pflege-standard	Maßnahmen	Hdz.	Dat.	Ergebnis	Hdz.
8.6.	5		a) Nahrung kann nicht selbstständig zerkleinert werden. Getränk muss eingeschenkt werden	– Erhält angemessene Unterstützung – Trinkt mind. 1,5 l / Tag	30.7	Eh		Nahrung bereitstellen, mundgerecht zerkleinern	Eh	30.7	Beide Ziele erreicht	Eh
			b) Alle Nahrungsmittel werden vertragen									

DAN PRODUKTE   Planungsblatt (AEDL)   3124

Abb. 3: Dokumentation von Problemen und Ressourcen und Festlegen konkreter Pflegeziele. Mit freundlicher Genehmigung der Firma DAN PRODUKTE.

Dieses Formular ist in Verbindung mit Quickplan I (Best.-Nr. 3214) einzusetzen.

Name Woller, Anna

Monat(e): Juni   Jahr 2000 Nr. 1

Nr.	Maßnahme	Häufigk.	1	2	3	4	5	6	7	8	9	10	11	12	13	14	15	16	17	18	19	20	21	22	23	24	25	26	27	28	29	30	31
	Nahrung mundgerecht zerkleinern	4x	Eb	Eb	Eb	Eb	Ma	Ma																									
		tägl.	Eb	Eb	Eb	Eb	Ma	Ma																									
			Kr	Kr	Kr	Kr	Tb	Tb																									
	Anreichen von Getränken (s. Protokoll)		Kr	Kr	Kr	Kr	Tb	Tb																									
			Eb	Eb	Eb	Eb	Ma	Ma																									
			Kr	Kr	Kr	Kr	Tb	Tb																									

DAN PRODUKTE Pflegedokumentation GmbH Postfach 22 34 80 57040 Siegen Tel. (02 71) 880 980 Fax (02 71) 870 303

Quickplan II   3224

Abb. 4: Dokumentation der fachgerechten Durchführung der Pflegemaßnahmen. Mit freundlicher Genehmigung der Firma DAN PRODUKTE.

DAN PRODUKTE Pflegedokumentation GmbH · Postfach 22 34 80 · 57040 Siegen · Tel. (02 71) 880 980 · Fax (02 71) 870 303

Name Woller, Anna

Jahr 2000 Nr. 1

Für jede Monatsbewertung 1 Punkt eintragen; Punkte zu einer Grafik verbinden; Punkte addieren

	Jan.	Febr.	März	April	Mai	Juni	Juli	Aug.	Sept.	Okt.	Nov.	Dez.	Punktzahl	• Indikator = Produkt	Produktsumme	Ø
Kommunizieren können — selbständig / bedingt selbständig / teilweise unselbständig / unselbständig														1 = / 2 = / 3 = / 4 =	: 12 =	
Sich bewegen können — selbständig / bedingt selbständig / teilweise unselbständig / unselbständig														1 = / 2 = / 3 = / 4 =	: 12 =	
Vitale Funktionen aufrechterhalten können — selbständig / bedingt selbständig / teilweise unselbständig / unselbständig														1 = / 2 = / 3 = / 4 =	: 12 =	
Sich pflegen können — selbständig / bedingt selbständig / teilweise unselbständig / unselbständig														1 = / 2 = / 3 = / 4 =	: 12 =	
Essen und Trinken können — selbständig / bedingt selbständig / teilweise unselbständig / unselbständig	x	x — x — x		x	x									1 = / 2 = / 3 = / 4 =	: 12 =	
Ausscheiden können — selbständig / bedingt selbständig / teilweise unselbständig / unselbständig														1 = / 2 = / 3 = / 4 =	: 12 =	
Sich kleiden können — selbständig / bedingt selbständig / teilweise unselbständig / unselbständig														1 = / 2 = / 3 = / 4 =	: 12 =	
Ruhen und schlafen können — selbständig / bedingt selbständig / teilweise unselbständig / unselbständig														1 = / 2 = / 3 = / 4 =	: 12 =	
Sich beschäftigen können — selbständig / bedingt selbständig / teilweise unselbständig / unselbständig														1 = / 2 = / 3 = / 4 =	: 12 =	
Sich als Mann/Frau fühlen können — selbständig / bedingt selbständig / teilweise unselbständig / unselbständig														1 = / 2 = / 3 = / 4 =	: 12 =	
Für Sicherheit sorgen können — selbständig / bedingt selbständig / teilweise unselbständig / unselbständig														1 = / 2 = / 3 = / 4 =	: 12 =	
Soziale Bereiche des Lebens sichern können — selbständig / bedingt selbständig / teilweise unselbständig / unselbständig														1 = / 2 = / 3 = / 4 =	: 12 =	
Mit existentiellen Erfahrungen des Lebens umgehen können — selbständig / bedingt selbständig / teilweise unselbständig / unselbständig														1 = / 2 = / 3 = / 4 =	: 12 =	

DAN PRODUKTE

**AEDL
Jahresentwicklungsblatt 3421**

Abb. 5: Grafische Darstellung der Pflegewirkung über einen Ein-Jahres-Zeitraum. Mit freundlicher Genehmigung der Firma DAN PRODUKTE.

2.2.2   Hinweise zum Erstgespräch

Das Erstgespräch mit den betroffenen alten Menschen und evtl. Angehörigen oder Betreuern sollte in einem ruhigen Raum durch eine Pflegeperson mit professionellen Kenntnissen der Gesprächsführung durchgeführt werden. Die Anwesenheit Unbeteiligter ist immer störend und deshalb zu vermeiden.

Es geht im Gespräch um das Erfassen von Lebensgewohnheiten (Biographie), Wünschen sowie Einschränkungen, die eine Hilfestellung unumgänglich machen, aber auch um Kraftquellen (Ressourcen) und Bewältigungsstrategien.

Die Fragen decken alle Bereiche ab und sollten als „offene Fragen" gestellt werden (z.B. nicht: Essen Sie gerne Fleisch? Sondern: Was essen Sie gerne?).

Dabei handelt es sich um keine einmalige Erhebung, sondern um einen fortlaufenden Prozess, zu dem unbedingt auch die Beobachtungen und Wahrnehmungen durch die AltenpflegerInnen gehören.

Fragen zur Biographie (lebensgeschichtliche Ereignisse, Beziehungen, Krisen)

- Welche Beziehungen bzw. welches soziale Umfeld, welche Hobbys, besondere Kenntnisse, Fähigkeiten hat der alte Mensch?
- Einschneidende Ereignisse, erfreuliche bzw. bereichernde, belastende Situationen im Leben (z.B. Krieg, Nachkriegszeit, Scheidung)
- Frühere bewältigte und unbewältigte Erkrankungen, Lebenskrisen, Trauer
- Was konnte im Leben verwirklicht werden?
- Welche Bedeutung hat die Pflegebedürftigkeit?
- Wie wird die Heimsituation, das jetzige Befinden erlebt?
- Was beeinflusst das Befinden positiv bzw. negativ?
- Aktuelle soziale Kontakte zu Familie, Freunden, anderen Bewohnern
- Möglichkeiten zur Selbstbestimmung der eigenen Lebenssituation
- Wünsche des alten Menschen bzw. der Bezugspersonen an die Pflegeeinrichtung.

2.2.3   Ermittlung des Hilfebedarfs

Beurteilungskriterien für den Hilfebedarf sind aus Gründen der Übersichtlichkeit im Dokumentationssystem oder in der EDV nach einer Klassifikation z.B. Lebensaktivitäten (LA) oder Aktivitäten des täglichen Lebens (ATL) systematisch geordnet (☞ 1.1, Klassifikationssysteme).

Aus den im Erstgespräch und im weiteren Verlauf des Pflegeprozesses gewonnenen Informationen stellt die Pflegefachkraft Pflegediagnosen, die laufend zusammen mit dem alten Menschen auf ihre Aktualität hin überprüft werden.

Um den Hilfebedarf des alten Menschen zu ermitteln, werden auch die gesetzlichen Formulierungen nach SGB XI verwendet.

In den Richtlinien der Spitzenverbände der Pflegekassen zur Begutachtung von Pflegebedürftigkeit nach dem SGB XI werden folgende Grade (☞ Tabelle) der Hilfebedürftigkeit eingeteilt:

- selbstständig
- bedingt selbstständig
- teilweise unselbstständig
- unselbstständig.

Bedeutung der Grade von Pflegebedürftigkeit nach den Richtlinien der Spitzenverbände der Pflegekassen und SGB XI

Selbstständig	Bedingt selbstständig	Teilweise unselbstständig	Unselbstständig
Fähigkeit zur selbstständigen Versorgung bzw. Durchführung. Hilfsperson und Hilfsmittel sind nicht erforderlich.	Fähigkeit zur selbstständigen bzw. unabhängigen Versorgung mit einer oder mehreren Einschränkungen. Hilfsmittelvorrichtungen sind vorhanden und werden genutzt. Der alte Mensch benötigt ggf. mehr Zeit als üblich für die Verrichtungen, bewältigt sie aber mit Mühe. Möglicherweise bestehen Sicherheitsbedenken im Zusammenhang mit einzelnen Verrichtungen.	Fähigkeit zur selbstständigen Versorgung bzw. Verrichtung ist eingeschränkt. Einzelverrichtungen werden unvollständig ausgeführt, eine Hilfsperson ist zur Anleitung bzw. Beaufsichtigung bei der Vorbereitung und Durchführung von Verrichtungen bzw. zu ihrer zeitweisen bzw. teilweisen Übernahme erforderlich.	Fähigkeit zur selbstständigen Versorgung bzw. Verrichtung ist nicht vorhanden. Hilfestellung bzw. Übernahme durch Hilfsperson ist in allen Phasen der Versorgung bzw. Verrichtung erforderlich.

Der erforderliche Hilfebedarf kann bestehen aus (☞ auch Abb. 2)
- Anleitung
- Beaufsichtigung
- Unterstützung
- Teilweiser Übernahme
- Vollständiger Übernahme.

2.2.4 Beurteilungskriterien für Pflegediagnosen

Die hier vorgestellten Beurteilungkriterien, die zur Erstellung von Pflegediagnosen herangzogen werden, sind nach Aktivitäten und existenziellen Erfahrungen des Lebens (Krohwinkel, AEDL) geordnet. Zu jeder dieser Beurteilungskriterien sind Fragen aufgelistet, die das Ermitteln einer Pflegediagnose erleichtern können.

Kommunizieren

Frage nach
- Eigener Einschätzung der Hör- und Sehfähigkeit
- Benutzung von Hilfsmitteln, Sicherheit und Selbstständigkeit im Umgang mit diesen Hilfsmitteln, z. B. Hörgerät
- Zufriedenheit mit der derzeitigen Lebenssituation.

Beobachten und beurteilen von:
- Wort- und Satzbildung
- Sprachverständlichkeit
- Stimme
- Veränderungen an den lautbildenden Organen
- Sprachfluss, Sprachrhythmus, Sprachklang
- Reaktion auf Ansprache, Musik und sonstige Geräusche
- Reaktion auf Bilder bzw. Symbole
- Reaktionen auf visuelle Reize (Licht, Bewegungen, Bilder, Schrift, Farben)
- Mimik, Gestik, Körperhaltung in Verbindung mit Sprache bzw. Ansprache
- Orientierung in der Umgebung
- Sozialkontakte, Teilnahme am sozialen Leben, Verhalten
- Wahrnehmen von Beschäftigungen
- Nonverbale Reaktionen
- Reaktionen auf Druck, Berührung, Wärme, Kälte.

Erfassen der Grade der Selbstständigkeit und Ermitteln des Hilfebedarfs.

Sich bewegen

Beobachten und beurteilen von:
- Beweglichkeit der Gelenke
- Haltung, Gang, Gestik
- Muskelspannung
- Bereitschaft zur aktiven Mitarbeit (Motivation)
- Einnahme von Medikamenten, die auf die Beweglichkeit Einfluss haben
- Schmerzen beim Bewegen.

Beobachtung und Einschätzung von Aktivitäten wie:
- Aufstehen und zu Bett gehen
- Aufstehen von Stuhl bzw. Sessel, Hinsetzen
- An- und Auskleiden
- Stehen, Gehen, Treppen steigen, Gang zur Toilette
- Sind Gehhilfen oder ein Rollstuhl vorhanden bzw. erwünscht?

Fragen klären:
- Sind Bewegungsstörungen vorhanden und wo liegen die Ursachen?
- Welche Möglichkeiten gibt es, die Beweglichkeit zu verbessern?

Erfassen des Grades der Selbstständigkeit, Ermitteln des Hilfebedarfs.

Vitale Funktionen des Lebens aufrecht erhalten

Beobachten und beurteilen von:
- Ansprechbarkeit, Bewusstsein, Orientierung
- Puls
- Atmung
- Blutdruck
- Hautfarbe,-turgor
- Körpertemperatur (Äußerungen bezüglich Wärme bzw. Kälteempfinden, Hauttemperatur, Körperkerntemperatur, Schweiß).

Fragen klären:
- Sind medikamentöse Verordnungen zu überwachen?
- Welche Hilfsmittel werden benötigt, z. B. Schrittmacher, Inhalationsgerät?

Erfassen des Grades der Selbstständigkeit, Ermitteln des Hilfebedarfs.

Essen und trinken

Fragen klären:
- Kann sich der alte Mensch selbstständig mit Essen und Trinken versorgen?
- Kann der alte Mensch Nahrung und Getränke selbstständig zu sich nehmen?
- Kann der alte Mensch seine Nahrung zerkleinern?
- Kann der alte Mensch ungehindert schlucken?
- Liegt das Körpergewicht in der Norm? (Gewichtskontrolle)
- Fühlt sich der alte Mensch im Hinblick auf seine Ernährung und Flüssigkeitszufuhr wohl?
- Entsprechen die Ernährung und das Umfeld der Nahrungs- und Flüssigkeitsaufnahme des alten Menschen seinen Wünschen und Gewohnheiten?
- Sind die Mundschleimhaut und Zähne bzw. Zahnprothesen intakt?
- Bekommt der alte Mensch Medikamente, die die Ernährung oder den Zustand der Mundschleimhaut beeinflussen?
- Sind Hilfsmittel erforderlich und vorhanden? (Zahnprothese, Ernährungssonde, Geräte zur Sondenernährung, Hilfsmittel für den Haushalt)
- Verträgt der alte Mensch die Nahrung?
- Treten Ernährungsstörungen auf, welche Ursache gibt es dafür?

Erfassen des Grades der Selbstständigkeit, Ermitteln des Hilfebedarfs.

Ausscheiden

Fragen klären:
- Gibt es Probleme bei der Ausscheidung von Stuhl bzw. Urin?
- Welcher Art sind die Störungen, wie werden sie bewältigt?
- Spricht der alte Mensch offen über seine Ausscheidungsprobleme?
- Wo liegen Ursachen? (z. B. Harninkontinenz, Katheter)
- Welche Hilfsmittel sind vorhanden bzw. erwünscht? (Toilettenstuhl, Steckbecken, Urinflasche, Inkontinenzhilfsmittel)
- Sind personelle Hilfen erwünscht bzw. erforderlich? (z. B. bei Katheter- oder Stomapflege).

Beobachtung von Stuhl- und Urinausscheidung auf unphysiologische Veränderungen.
Erfassen der Ausscheidungsintervalle bei Inkontinenz.
Erfassen des Grades der Selbstständigkeit, Ermitteln des Hilfebedarfs.

Sich waschen, kleiden und pflegen

Beobachten der Haut auf:
- Farbe und Spannung
- Pflegezustand
- Veränderungen.

Fragen zum Bedarf und zur Bewältigung:
- Körperpflege wie Waschen, Duschen und Baden (Was wird bevorzugt?)
- Zahnpflege, Haar- und Nagelpflege, Kosmetik, Rasur
- Nutzung und Pflege von Hilfsmitteln wie Hörgerät
- Wäsche- und Kleidungswechsel
- Sind Hilfsmittel vorhanden bzw. erwünscht und für die Förderung der Selbstständigkeit empfehlenswert?
- Welche Einschränkungen sind vorhanden und wo liegen die Ursachen?
- Welche Möglichkeit gibt es zur Bewältigung?

Feststellen des Grades der Selbstständigkeit, Ermitteln des Hilfebedarfs.

Ruhen und schlafen

Beobachten und erfragen:
- Welche Gewohnheiten gibt es?
- Fühlt der alte Mensch sich nach dem Schlaf ausgeruht und bereit für die täglichen Aktivitäten?
- Gibt es Störungen, z. B. Einschlafstörungen, Durchschlafstörungen?
- Zu welchen Tages- und Nachtzeiten ruht und schläft der alte Mensch?
- Welche Einschlafhilfen werden verwendet bzw. sind erwünscht?

- Welche Hilfen zur Förderung eines ausgewogenen Tag-Nacht-Rhythmus sind erwünscht und möglich?
- Wie ausgeprägt sind Wachheit und Orientierung in den Wachphasen?

Sich beschäftigen

Beobachten und erfragen:
- Kann der alte Mensch seine hauswirtschaftliche Versorgungen bezüglich Wohnungseinrichtung, Bekleidung, Ernährung, Besorgungen (z.B. Einkaufen, Apotheke, Krankenkasse) selbstständig durchführen?
- Welche Einschränkungen gibt es?
- Wo liegen die Ursachen von Einschränkungen?

Beobachten und beurteilen:
- Seelische Befindlichkeit
- Bereitschaft zum Gespräch.

Erfassen von:
- Vorlieben und Gewohnheiten in den einzelnen Lebensaktivitäten
- Möglichkeiten zur Problemlösung im Selbst und im Umfeld des alten Menschen
- Früheren Beschäftigungen und Interessen, Lebensträume (Biographie)
- Biographischen Daten, Namen und Ereignissen
- Sozialkontakten und Motivation
- Möglichkeit von Beschäftigungsangeboten durch Freunde und Angehörige
- Abneigungen
- Sozialverhalten
- Fähigkeit zur aktiven Mitarbeit und selbstständigen Gestaltung des Tagesablaufes
- Gründen für verändertes Verhalten, Unzufriedenheit, mangelnde Motivation, Agression und Befindensstörungen.

Feststellen des Grades der Selbstständigkeit, Ermitteln des Hilfebedarfs.

Sich als Frau oder Mann fühlen und verhalten

Beobachten von:
- Stimmung, Antrieb, Motivation zur Bewältigung der Aktivität
- Selbstbild und Umgang mit der eigenen Sexualität
- Schamgefühlen und Tabus
- Bedürfnisse zur Wahrung der Intimsphäre
- Umgang mit Nähe und Distanz
- Abwehr- oder Berührungsbedürfnisse
- Verhaltensweisen gegenüber dem eigenen und dem anderen Geschlecht
- Rollenausdruck im Verhalten, in der Selbstdarstellung und in der Kleidung

- Partnerwünsche
- Abneigung gegenüber bestimmten Personen
- Äußerungen über mögliche Gewalterlebnisse
- Äußerungen über Erkrankungen
- Äußerungen von Ängsten, Ekelgefühlen
- Äußerungen von Beziehungsabbrüchen.

Erfassen des Grades der Unabhängigkeit, Ermitteln des Hilfebedarfs.

Für Sicherheit sorgen

Beurteilen und erfassen:
- Risiko von Hautschädigungen (Dekubitusrisiko)
- Äußeren Einflüssen, die die Abwehr schwächen
- Bedingungen, die das Eindringen von Krankheitserregern begünstigen (Wunden, Katheter, Tracheostoma)
- Bedingungen, die die Vermehrung von Krankheitserregern begünstigen (Flüssigkeits-ansammlungen, Wärme, feuchte Haut)
- Bewusstsein (Wachheit, Orientierung, Merkfähigkeit, Denkfähigkeit, Urteilsfähig-keit)
- Wahrnehmungsfähigkeit (sehen, riechen, schmecken, tasten)
- Reaktionen auf Druck, Berührung, Wärme, Kälte
- Beweglichkeit und Sturzgefährdung
- Gefährdung durch andere Verletzungen
  - Verbrennung, Verbrühung, Unterkühlung
  - Vergiftungen, Verätzungen (Medikamente).

Fragen klären:
- Kann der alte Mensch Risiken bzw. Gefahrensituationen erkennen?
- Welche Möglichkeit hat er, Risiken bzw. Gefahrensituationen zu bewältigen?
- Benutzt er Hilfsmittel zur Unterstützung der Sicherheit?
- Erfolgt die Einnahme lebenswichtiger Medikamente regelmäßig?
- Wie sicher ist der Umgang mit Medikamenten, verdorbenen Lebensmitteln und toxi-schen Substanzen?
- Gibt es Äußerungen von Suizidgedanken und Todeswünschen?

Ermitteln des Hilfebedarfs.

Soziale Bereiche des Lebens sichern

Fragen klären:
- Wie wird die Alltagssituation bewältigt, z. B. Lesen und Beantworten von Schreiben, Ausführen von ärztlichen Verordnungen wie Medikamenteneinnahme?
- Gibt es Störungen, wodurch sind sie verursacht?

- Wie ist der Zustand von Wohnung, Wäsche und Kleidung?
- Welche Angehörigen und Kontaktpersonen gibt es?
- Wie ist die Beziehung zur eigenen Befindlichkeit zur Bewältigung von Pflegesituationen?

Erfassen von:
- Möglichkeiten zur Problemlösung im alten Menschen selbst und in seinem Umfeld (z.B. Freunde, Nachbarn, Kirchengemeinde)
- Äußerungen zu Gefühlen und Kontaktwünschen
- Sozialkontakten (Quantität, Qualität) innerhalb und außerhalb der Einrichtung
- Entscheidungsfähigkeit
- Körperlicher und psychischer Befindlichkeit
- Fähigkeit zur aktiven Mitarbeit und selbstständigen Gestaltung des Tagesablaufes
- Gründen für verändertes Verhalten, Unzufriedenheit, mangelnde Motivation, Aggression und Befindensstörungen.

Erfassen des Grades der Selbstständigkeit, Ermitteln des Hilfebedarfs.

Mit existenziellen Erfahrungen des Lebens umgehen

Fragen klären:
- Welche speziellen Wünsche, Vorlieben, Gewohnheiten sind grundsätzlich zu beachten?
- Welche Erfahrungen, Hobbys, besonderen Kenntnisse sind vorhanden?
- Welche Ereignisse, Menschen, Daten aus der Biografie des alten Menschen haben seine Lebenseinstellung geprägt?
- Welche Rituale sind wichtig?
- Ist der alte Mensch religiös, lebt er seine Religiösität?
- Gibt es nationale oder kulturelle Besonderheiten, die den alten Menschen geprägt haben?
- Wie ist sein Verhältnis zu Verlust, Krankheit, Sterben?
- Welche Äußerungen zu Schmerz und Trauer sowie Möglichkeiten zu deren Bewältigung gibt es?
- In welcher Form äußern sich Schmerz, Trauer?
- Gibt es angst- und furchtauslösende Situationen, Personen?
- Gibt es Reaktionen auf Angst und Furcht in der Körpersprache, im Verhalten?
- Welche Bewältigungsformen gibt es? (z.B. essen, trinken, rauchen, schimpfen, singen, schreien, weglaufen)
- Was beeinflusst das Befinden positiv?
- Wie ist der Umgang mit Krankheit oder verändertem Körperbild, z.B. bei Amputation, Apoplexie?

Erfassen des Grades der Selbstständigkeit, Ermitteln des Hilfebedarfs.

▌ 3. Beispiel eines Pflegeplanes

Am Anfang jedes Pflegeprozesses steht eine ausführliche Informationssammlung. Hieraus kann eine vorläufige Diagnose gestellt werden.

Beispiel
Aufgrund Hemiplegie rechts kann der alte Mensch den linken Arm und Rücken nicht selbstständig waschen und pflegen.
Diagnose: „Selbstversorgungsdefizit bei der Körperpflege"

Die vorerst „angenommenen Pflegediagnosen" müssen grundsätzlich überprüft werden. Dies geschieht durch Nachfragen und Beobachtung bei dem alten Mensch selbst und durch Austausch von Informationen zwischen den Pflegenden sowie mit anderen Berufsgruppen. Danach gilt es festzustellen, in welchem Zusammenhang mehrere Pflegediagnosen zueinander stehen und inwiefern sie sich gegenseitig beeinflussen, z.B. Atemnot und Angst. Mit dem alten Menschen gemeinsam sollte es nun möglich sein, zu entscheiden, welche Pflegediagnosen von zentraler Bedeutung für ihn sind. Diese Diagnosen werden in die Planung aufgenommen.

3.1 Aufbau einer Pflegediagnose

Eine Pflegediagnose beinhaltet in der Regel:
- **Diagnosetitel** (Art der Beeinträchtigung)
- **Ursachen** (wenn pflegerelevante medizinische Diagnosen als Ursachen in Frage kommen, werden diese vermerkt)
- **Zeichen – Symptome, Ausmaß** (statt der einseitigen Benennung von Defiziten, Problemen oder Störungen, werden auch das Ausmaß dieser und die Ressourcen genannt, die vorhanden sind, um Einschränkungen weitestgehend zu mindern).

Am Anfang jedes Pflegeprozesses steht deshalb eine ausführliche Informationssammlung.
Anschließend werden unter Beachtung der Ressourcen gemeinsam die Ziele und Maßnahmen ausgewählt und Prioritäten gesetzt.

3.2   Fallbeispiel Pflegediagnostik

Allgemeine Informationen

Frau Woller wurde nach abgeschlossener Akutbehandlung wegen einer linksseitigen Apoplexie aus dem städtischen Krankenhaus Musterfeld auf die Pflegestation des Seniorenpflegeheimes Marienborn in Musterfeld entlassen. Bei der Übergabe an die AltenpflegerIn werden folgende Informationen weitergegeben:
Sie ist 76 Jahre alt, vollständig immobil aufgrund einer Hemiplegie rechts, hat eine Gesichtsfeldeinschränkung rechts und Sprachstörungen. Es besteht Harninkontinenz. Aufgrund einer Schluckstörung kann sie nicht selbstständig essen. Sie leidet unter Konzentrationsstörungen, Orientierung vorhanden. Frau Woller ist meist weinerlich und traurig und bei der Körperpflege ganz auf Hilfestellung angewiesen, die sie widerwillig in Anspruch nimmt.
Hintergrundinformationen aus dem Stammblatt:

- Name: Woller, Anna
- Geburtstag: 30.07.1920; Geburtsort: Brenzlau
- Familienstand: verwitwet
- Beruf(e): Hausfrau und Mutter einer Tochter
- Kostenträger: AOK Musterfeld
- Pflegestufe nach SGB XI: Feststellung ist beantragt, Schwerbehindertenausweis ist beantragt
- Finanzielle Angelegenheiten: Rezeptgebührbefreiung liegt vor, Rente (siehe Rentenausweis) wird überwiesen auf eigenes Konto; Sparbuch bei der Tochter
- Bisheriger Wohnort: Kleingrafenweiler
- Heimaufnahme Datum: 09.09.1999
- Mitgebrachtes Eigentum: 3 Bilder, 1 Vertiko, 1 Sessel, 1 Beistelltisch, diverse persönliche Utensilien
- Anschrift und Tel.-Nr. von Angehörigen bzw. Bezugspersonen:
  - Tochter: Marie-Luise Wertach, Systemstrasse 24, 543210 Lieblingen, Tel.Nr …
  - Behandelnde ÄrztIn: Dr. Julia Garzer, Kleingrafenweiler; Tel. Nr. …
- Kontakt zu Selbsthilfegruppen: keine
- Unterbringung: Einzelzimmer
- Kulturelle Zugehörigkeit: Deutsch
- Religion, religiöse Ansprechpartner: rk, Pfarrer Kellermann, Kleingrafenweiler
- Verfügungen (z.B. Reanimation, Testament): keine
- Gerichtliche Anordnungen (z.B. Betreuung, Fixierung): keine
- Krankenhausaufenthalte: von 08. 08. 1999 bis 09. 09. 1999
- Aktuelle pflegerelevante ärztlichen Diagnosen: Apoplexie links
- Weitere medizinische Diagnose (z.B. frühere Erkrankungen): Mamma-Amputation rechts wegen Mammakarzinom 1986
- Medizinisch-pflegerische Messergebnisse bei der Aufnahme:
  - Puls: 72/Min.

- Blutdruck: 150/90 mm Hg
- Blutzucker: 110mg %
- Körpergewicht: 75 Kg
- Ärztliche Anordnungen: keine.

Informationssammlung (Assessment) geordnet nach Lebensaktivitäten

Die Informationssammlung wurde gemeinsam mit Frau Woller und ihrer Tochter sowie durch Beobachtungen der Pflegenden erstellt. Sie enthält Pflegeprobleme (Einzelprobleme) und Ressourcen.

Für das Erstellen einer vollständigen Informationssammlung mit Erstgespräch und Ergänzung durch Beobachtung als Grundlage zur Pflegeplanung sind mindestens sechs Stunden zu planen. Teile der Informationssammlung können vorab in einem Fragebogen beantwortet werden.

Wegen der Belastung und Überforderung, die durch eine sofortige vollständige Informationssammlung besonders für die Betroffene entsteht, werden erst Grundinformationen zusammengestellt, die planmäßig auch in Absprache mit der Tochter vertieft werden.

Zu jeder Lebensaktivität werden zusammenfassende Pflegediagnosen geordnet und nach Prioritäten aufgelistet.

Kommunizieren

- Grad der Einschränkung bei der Kommunikation: teilweise unselbstständig
- Vorhandene Hilfsmittel:
  - Sprechen: keine
  - Sehen: Brille zum Lesen
  - Hören: Hörgerät (kann derzeit nicht selbstständig eingesetzt werden).
- Zufriedenheit mit der derzeitigen Lebenssituation: nein, weint viel
- Wort- und Satzbildung: eingeschränkt
- Sprachverständlichkeit: unverständlich
- Stimme: normale Lautbildung
- Veränderungen an den lautbildenden Organen: keine
- Sprachfluss, Sprachrhythmus, Sprachklang: gestört
- Reaktion auf Ansprache und Geräusche: nur bei eingesetztem Hörgerät möglich, liebt klassische Musik, besonders Bach-Werke
- Reaktion auf Zeigen von Bildern bzw. Symbolen: vorhanden und orientiert, liebt Blumen, besonders lachsfarbene Rosen, liebt Mandalas
- Mimik, Gestik, Körperhaltung in Verbindung mit Sprache bzw. Ansprache; nonverbale Reaktionen: drückt Freude und Zufriedenheit durch Lachen und zunehmende Ruhe aus. Wünsche werden durch lautes jo-jo-jo-Rufen, Zeigen auf den gewünschten Gegenstand und Gestikulieren deutlich gemacht
- Orientierung: erkennt Personen und Gegenstände, räumliche und zeitliche Orientierung vorhanden

- Teilnahme am sozialen Leben (Kommunikation und Sozialkontakte): stark eingeschränkt
- Verhalten und Sozialkontakte: freut sich auf Besuche der Tochter, reagiert meist freundlich und geduldig, wird bei Nichtverstehen ungeduldig
- Wahrnehmen von Beschäftigungen: nicht möglich
- Reaktionen auf Druck, Berührung, Wärme, Kälte: schreit laut bei Manipulationen an der rechten Schulter, reagiert sonst teilnahmslos auf Berührungen der rechten Seite, sucht Kontakt mit der linken Hand.

Pflegediagnosetitel
- Eingeschränkte Sprachfähigkeit (☞ 4.1.1)
- Eingeschränkter Tastsinn (☞ 4.1.4)
- Eingeschränkte Hörfähigkeit (☞ 4.1.3)
- Eingeschränkte Sehfähigkeit (☞ 4.1.2)

Sich bewegen

- Beweglichkeit der Gelenke: links selbstständig, rechts unselbstständig
- Haltung: kann sich nicht selbstständig aufrecht halten
- Gang: unselbstständig
- Gestik: nur linksseitig möglich
- Muskelkraft: links normal, rechts keine
- Muskelspannung: rechtsseitige Spastik
- Bereitschaft zur aktiven Mitarbeit (Motivation): vorhanden
- Einnahme von Medikamenten, die auf die Beweglichkeit Einfluss haben: keine
- Schmerzen beim Bewegen: rechte Schulter
- Erfassen des Grades der Selbstständigkeit:
  - Aufstehen und zu Bett gehen: unselbstständig
  - Aufstehen von Stuhl bzw. Sessel, Hinsetzen: unselbstständig
  - An- und Auskleiden: teilweise unselbstständig
  - Stehen, Gehen, Treppen steigen, Gang zur Toilette: unselbstständig.
- Sind Gehhilfen oder ein Rollstuhl vorhanden bzw. erwünscht: nicht vorhanden, jedoch erwünscht
- Sind Bewegungsstörungen vorhanden und wo liegen die Ursachen? Hemiplegie und Schulterschmerz
- Möglichkeiten, die Beweglichkeit zu verbessern: kann rechte Extremitäten mit Hilfe der linken Extremitäten teilweise bewegen.

Pflegediagnosetitel: Eingeschränkte Beweglichkeit (☞ 4.2.1)

Vitale Funktionen des Lebens aufrecht erhalten

- Bewusstsein: keine Störung
- Orientierung: vorhanden
- Vitalfunktionen:
  - Puls: 72 /Min, kräftig, rhythmisch
  - Atmung: 16/Min, normal
  - Blutdruck: 150/90 mm Hg
- Körpertemperatur: normal
- Hilfsmittel, z. B. Schrittmacher, Inhalationsgerät: keine
- Medikamentenüberwachung erforderlich: keine
- Erfassen des Grades der Selbstständigkeit: selbstständig.

Pflegediagnosetitel: keine

Essen und trinken

- Versorgung mit Essen und Trinken: unselbstständig
- Kann der alte Mensch Nahrung und Getränke selbstständig zu sich nehmen? teilweise unselbstständig
- Kann der alte Mensch seine Nahrung zerkleinern? teilweise unselbstständig
- Kann der alte Mensch ungehindert schlucken? nein
- Liegt das Körpergewicht in der Norm? ja
- Fühlt sich der alte Mensch im Hinblick auf seine Ernährung und Flüssigkeitszufuhr wohl? ja
- Entsprechen die aufgenommene Nahrungs- und Flüssigkeitsmenge dem Bedarf im Hinblick auf Körpergröße, Körpertemperatur und Bewegung? ja
- Entsprechen die Ernährung, Getränke und das Umfeld der Nahrungs- und Flüssigkeitsaufnahme den Wünschen und Gewohnheiten? nein, da sie lieber in Gesellschaft und gepflegter Atmosphäre isst und trinkt
- Sind die Mundschleimhaut und Zähne bzw. Zahnprothese intakt? ja, keine Zahnprothese
- Gibt es Medikamente, die die Verträglichkeit der Ernährung oder den Zustand der Mundschleimhaut beeinflussen? nein
- Sind Hilfsmittel erforderlich und vorhanden? (Zahnprothese, Ernährungssonde, Geräte zur Sondenernährung, Spezialbesteck, Hilfsmittel für den Haushalt): nein
- Wird jede Nahrung vertragen? ja.

Pflegediagnosetitel
- Selbstversorgungsdefizit bei der Ernährung (☞ 4.4.6)
- Schluckstörungen (☞ 4.4.7)

Ausscheiden

- Gibt es Probleme bei der Ausscheidung von Stuhl bzw. Urin? ja
- Wenn ja, wo liegen die Störungen und ihre Ursachen? (z. B. Harninkontinenz, Katheter): Urin- und Stuhlinkontinenz
- Kann der alte Mensch über seine Ausscheidungsprobleme offen sprechen? nein wegen Aphasie
- Beobachtung von Stuhl und Urin: normal
- Bei Inkontinenz: Erfassung der Ausscheidungszeiten: siehe gesondertes Protokoll
- Welche Hilfsmittel sind vorhanden bzw. erwünscht? (Toilettenstuhl, Steckbecken, Urinflasche, Inkontinenzhilfsmittel): Inkontinenzeinlagen und Steckbecken vorhanden, Toilettenstuhl erwünscht
- Sind personelle Hilfen erwünscht bzw. erforderlich? (z. B. bei Katheter- Stomapflege): ja: 2-stündliches Anbieten des Steckbeckens, später Toilettenstuhls, Wechsel der Inkontinenzeinlage nach Bedarf
- Erfassen des Grades der Selbstständigkeit: unselbstständig
- Möglichkeiten zum selbstständigen Mitwirken bei der Problemlösung: kann sich selbstständig melden.

Pflegediagnosetitel
- Selbstversorgungsdefizit bei der Ausscheidung (☞ 4.5.5)
- Harninkontinenz, gemischte Form (☞ 4.5.4)
- Stuhlinkontinenz (☞ 4.5.3)

Sich waschen, kleiden und pflegen

- Hautbeobachtung: intakte Haut
- Körperpflege, was wird bevorzugt: teilweise unselbstständig, Waschen mit natürlichen Ölen (Mandelblütenölbad) im Sitzen am Waschbecken
- Zahnpflege, Haar- und Nagelpflege, Kosmetik, Rasur: unselbstständig, Zehen- und Fingernägel rund und kurz feilen, Haarwäsche wöchentlich
- Nutzung und Pflege von Hilfsmitteln: unselbstständig, Brille vorhanden und zum Sehen erforderlich
- Bettwäschewechsel: unselbstständig, 1 × wöchentlich oder nach Bedarf häufiger
- Kleidungswechsel: teilweise unselbstständig
- Welche Einschränkungen sind vorhanden und wo liegen die Ursachen? teilweise Unselbstständigkeit bei der Körperpflege durch Hemiplegie rechts
- Welche Möglichkeiten gibt es zur Bewältigung? Motivation zur aktiven Mitarbeit ist vorhanden.

Pflegediagnosetitel

- Selbstversorgungsdefizit bei der Körperpflege (4.6.2)
- Selbstversorgungsdefizit beim An- und Auskleiden (4.6.3)

Ruhen und schlafen

- Gewohnheiten: schläft gerne bei offenem Fenster
- Fühlt der alte Mensch sich nach dem Schlaf ausgeruht und bereit für die täglichen Aktivitäten? ja
- Gibt es Störungen, z. B. Einschlafstörungen, Durchschlafstörungen? nein
- Zu welchen Tages- und Nachtzeiten ruht und schläft der alte Mensch? 23.00 bis 8.00 Uhr Schlafzeit
- Welche Einschlafhilfen werden verwendet bzw. sind erwünscht? Ohrenstöpsel
- Welche Hilfen zur Förderung eines ausgewogenen Tag-Nacht-Rhythmus sind erwünscht bzw. möglich? keine
- Wie ausgeprägt sind Wachheit und Orientierung in den Wachphasen? angemessen.

Pflegediagnosetitel: keine

Sich beschäftigen

- Kann der alte Mensch seine hauswirtschaftliche Versorgung bezüglich Zimmer bzw. Wohnungseinrichtung, Bekleidung, Ernährung, Besorgungen (z. B. Einkaufen, Apotheke, Krankenkasse) selbstständig durchführen? nein
- Welche Einschränkungen und Ursachen gibt es? Hemiplegie rechtsseitig
- Seelische Befindlichkeit des alten Menschen: weinerlich und traurig über die jetzige Lebenssituation
- Bereitschaft zum Gespräch: ja, ist über Ansprache erfreut und dankbar
- Möglichkeiten zur Problemlösung im alten Menschen selbst und im Umfeld: mit Unterstützung möglich, ist aufgeschlossen für neue Bekanntschaften (evtl. neuer Kartenspielkreis)
- Frühere Beschäftigungen und Interessen, Lebensträume (Biographie): spielte gerne Karten und besuchte Trödelmärkte
- Biografische Daten, Namen und Ereigisse: Ehemann Paul vor 3 Jahren verstorben, war 32 Jahre mit ihm verheiratet, Wohnung in Nähe des eigenen Gartens. Als Kind viel im Garten gespielt, 3 Geschwister (verstorben), Namen sind noch zu erfragen
- Motivation derzeitig: sehr motiviert trotz Trauer
- Möglichkeit von Beschäftigungsangeboten durch Freunde und Angehörige: keine, Tochter ist berufstätig, hat wenig Zeit
- Sozialkontakte: gering, mit Tochter noch genauer zu klären

- Abneigungen: sehr sparsam, duldet keine Verschwendung
- Fähigkeit zur aktiven Mitarbeit und selbstständigen Gestaltung des Tagesablaufes: kaum möglich wegen eingeschränkter Beweglichkeit und Sprachstörung
- Grad der Selbstständigkeit: teilweise unselbstständig.

Pflegediagnosetitel: Eingeschränkte Beschäftigungsfähigkeit (☞ 4.8.3)

Sich als Frau oder Mann fühlen und verhalten

- Stimmung, Antrieb, Motivation zur Bewältigung der Aktivität: keine ersichtliche Motivation
- Selbstbild und Umgang mit der eigenen Sexualität: nicht deutlich
- Schamgefühle und Tabus: ausgeprägtes Schamgefühl
- Bedürfnisse zur Wahrung der Intimsphäre: nimmt ungern männliche Hilfe bei Körperpflege an
- Umgang mit Nähe und Distanz: selbstbestimmt
- Abwehr- oder Berührungsbedürfnisse: selbstständige Kontaktaufnahme, z. B. durch Handhalten
- Verhaltensweisen gegenüber dem eigenen und dem anderen Geschlecht: normal
- Rollenausdruck im Verhalten, in der Selbstdarstellung und in der Kleidung: normal
- Partnerwünsche: unbekannt
- Abneigung gegenüber bestimmten Personen: unbekannt
- Äußerungen über mögliche Gewalterlebnisse: nein
- Äußerungen über Erkrankungen: redet ungern über Brustamputation
- Äußerungen von Ängsten, Ekelgefühlen: nein
- Äußerungen von Beziehungsabbrüchen: nein
- Erfassen des Grades der Unabhängigkeit: teilweise selbstständig.

Pflegediagnosetitel: keine

Für Sicherheit sorgen

- Risiko von Hautschädigungen (Dekubitusrisiko): vorhanden, siehe Nortonskala
- Äußere Einflüsse, die die Abwehr schwächen: keine
- Bedingungen, die das Eindringen von Krankheitserregern begünstigen (Wunden, Katheter, Tracheostoma): keine
- Bedingungen, die die Vermehrung von Krankheitserregern begünstigen (Flüssigkeitsansammlungen, Wärme, feuchte Haut): Intimbereich ist gefährdet durch Inkontinenz
- Bewusstsein (Wachheit, Orientierung, Merkfähigkeit, Denkfähigkeit, Urteilsfähigkeit), kann der alte Mensch Gefahren erkennen? eingeschränkt wegen Hemiplegie

- Wahrnehmungsfähigkeit (sehen, hören, riechen, schmecken, tasten): eingeschränkter Tastsinn und Empfindungsstörungen rechts, Gesichtsfeldeinschränkungen rechts, Hörgerät erforderlich, Schluckstörungen
- Reaktionen auf Druck, Berührung, Wärme, Kälte: rechtsseitig eingeschränkt
- Beweglichkeit und Sturzgefährdung: erhebliche Sturzgefahr bei der Mobilisation
- Gefährdung durch andere Verletzungen:
  - Verbrennung, Verbrühung, Unterkühlung: ja, durch eingeschränkte Beweglichkeit und Empfindungsfähigkeit
  - Vergiftungen, Verätzungen (Medikamente): gering, Medikamentenverabreichung erfolgt durch Personal
- Kann der alte Mensch Risiken bzw. Gefahrensituationen erkennen? eingeschränkt
- Welche Möglichkeiten gibt es, Risiken bzw. Gefahrensituationen zu bewältigen? Mobilisation nur mit Unterstützung, Klingel immer in Reichweite der linken Hand, rufen möglich,
- Werden Hilfsmittel zur Unterstützung der Sicherheit benutzt? ja, Toilettenstuhl und Deltarad, beide sind beantragt, Brille und Hörgerät sind vorhanden
- Erfolgt die Einnahme lebenswichtiger Medikamente regelmäßig? ja, unselbstständig
- Wie sicher ist der Umgang mit Medikamenten, verdorbenen Lebensmitteln und toxischen Substanzen? unsicher
- Gibt es Äußerungen von Suizidgedanken und Todeswünschen? nein

---

Pflegediagnosetitel
- Verletzungsgefahr (☞ 4.10.1)
- Aspirationsgefahr (☞ 4.10.3)

Soziale Bereiche des Lebens sichern

- Wie wird die Alltagssituation bewältigt, z. B. Lesen und Beantworten von Schreiben; Ausführen von ärztlichen Verordnungen wie Medikamenteneinnahme? unselbstständig
- Gibt es Störungen, wodurch sind sie verursacht? Kontaktaufnahme unselbstständig durch rechtsseitige Hemiplegie mit Sprachstörungen, Gesichtsfeldeinschränkung und Hörstörungen
- Wie ist der Zustand von Wohnung, Wäsche und Kleidung? Wäsche und Kleidung werden durch die Tochter gepflegt
- Welche Angehörigen und Kontaktpersonen gibt es? Tochter, sonst keine
- Wie ist die Beziehung zur eigenen Befindlichkeit zur Bewältigung von Pflegesituationen? Trauer, Motivation zum Lernen vorhanden
- Möglichkeiten zur Problemlösung im alten Menschen selbst und in seinem Umfeld (Freunde, Nachbarn, Kirchengemeinde usw.): Tochter kommt täglich, sonst bisher keine Kontakte innerhalb und außerhalb des Heimes bekannt
- Äußerungen zu Gefühlen und Kontaktwünschen: hätte gern mehr Kontakt

- Entscheidungsfähigkeit: eingeschränkt
- Körperliche und psychische Befindlichkeit: eingeschränkt
- Fähigkeit zur aktiven Mitarbeit und selbstständigen Gestaltung des Tagesablaufes: gering
- Gründe für verändertes Verhalten, Unzufriedenheit, mangelnde Motivation, Agression und Befindensstörungen: Unselbstständigkeit durch Erkrankung
- Grad der Selbstständigkeit: unselbstständig

Pflegediagnosetitel: Soziale Isolation (☞ 4.11.2)

Mit existenziellen Erfahrungen des Lebens umgehen

- Welche speziellen Wünsche, Vorlieben, Gewohnheiten sind grundsätzlich zu beachten? spricht oft von ihrer alten Heimat, Blumen sind wichtig in ihrer Nähe
- Welche Erfahrungen, Hobbys, besonderen Kenntnisse sind vorhanden? kochte gut, isst gern, nähte viel und spielte Karten
- Welche Ereignisse, Menschen, Daten aus der Biografie des alten Menschen haben seine Lebenseinstellung geprägt? Durch Krieg Vertreibung und Verlust der Heimat und des Besitzes, Verlust vieler Freunde, Tod des Mannes
- Welche Rituale sind wichtig? unbekannt
- Ist der alte Mensch religiös, lebt er seine Religiösität? ja, Zugehörigkeit zur römisch-katholischen Kirche
- Gibt es nationale oder kulturelle Besonderheiten, die den alten Menschen geprägt haben? unbekannt
- Wie ist sein Verhältniss zu Verlust, Krankheit, Sterben? Trauer, Bewältigung von Verlusten durch Ablenkung bei Gartenarbeit und Kontakt zur Tochter, konnte sich gut in die neue Heimat integrieren
- Können soziale Kontakte hergestellt bzw. aufrechterhalten werden? Bisher nur zur Tochter
- Welche Äußerungen zu Schmerz und Trauer sowie Möglichkeiten deren Bewältigung gibt es? unbekannt
- In welcher Form äußern sich Schmerz, Trauer? weint viel
- Gibt es angst- und furchtauslösende Situationen, Personen? nein
- Gibt es Reaktionen auf Angst und Furcht in der Körpersprache, im Verhalten? Kontaktsuche mit der linken Hand
- Welche Bewältigungsformen gibt es? (z.B. essen, trinken, rauchen, schimpfen, singen, schreien, weglaufen): schreit bei Schulterschmerz, weint
- Was beeinflusst das Befinden positiv? Sonne, Blumen, Ruhe, Kontakt zur Tochter, Hand halten
- Wie ist der Umgang mit Krankheit oder verändertem Körperbild, z.B. bei Amputation, Apoplexie? Trauer

Pflegediagnosetitel
- Trauer (☞ 4.12.5)
- Machtlosigkeit (☞ 4.8.2)

Pflegeplanung mit Pflegediagnosen, Zielen und Maßnahmen

Es empfiehlt sich, die Informationssammlung nach einer Klassifizierung (AEDL, LA) zu strukturieren, um möglichst umfassende Informationen als Grundlage für den Pflegeprozess zu erhalten.

Das Strukturieren des Pflegeplanes nach einer Klassifizierung dient vor allem als Hilfe zur Schulung. Für die Begutachtung der Pflegebedürftigkeit ist eine weitgehend übereinstimmende Struktur hilfreich. Leider können viele professionelle Details wie Beobachtung und Gesprächsverhalten schwer zeitlich erfasst werden. Sie sollen jedoch in den Plan aufgenommen werden, damit die Höhe des Aufwandes und die Professionalität der Leistung dokumentiert sind.

Bei Pflegediagnosen, die ähnliche Ziele und Maßnahmen beinhalten, empfiehlt sich das sinnlogische Zusammenlegen von Pflegediagnosen und damit von AEDL (wie im Folgebeispiel: AEDL „Sich bewegen und „Für Sicherheit sorgen").

Im Pflegeplan wird nur die Art der Maßnahme aufgeführt (was ist zu tun?). Der professionelle Ablauf der Maßnahme (z. B. Material, Zeit, Personal) wird in einem, für die Institution individuellen Standard festgelegt.

Nach dem Pflegestandard richtet sich auch der erforderliche Zeitaufwand. Zeiten werden ggf. individuell erfasst.

Pflegeplan

Pflegerelevante medizinische Diagnose: Apoplexie links mit Hemiplegie rechts (als Ursache für die folgenden Pflegediagnosen)

Pflegediagnosen geordnet nach AEDL	Zeichen und Ausmaß a) Probleme b) Ressourcen	Ziele und Beurteilungskriterien zur Überprüfung	Maßnahmen und deren Häufigkeit	Kontrolldatum; Ergebnis
Kommunizieren Eingeschränkter Tastsinn	a) Nimmt rechte Körperhälfte nicht wahr, gestörtes Empfinden a) Veränderte Körperhaltung und Muskeltonus (Spastik) b) Kann linke Seite einsetzen	• Arbeitet aktiv an einer Verbesserung der Wahrnehmungsfähigkeit • Kennt Hilfsmittel zur Stimulation und setzt sie ein	• Alle Verrichtungen von der gelähmten Seite her durchführen • Anbieten von Hilfsmitteln zur Stimulation und Information über Möglichkeiten der Nutzung (Massage durch gesunde Hand, Igelball, rauhe Waschlappen) • Gebrauchsgegenstände so aufstellen, dass sie nur über die gelähmte Seite sichtbar und erreichbar sind • Waschungen von der gesunden zur gelähmten Seite hin	2. 5. 2000
Eingeschränkte Sprachfähigkeit	a) Kann keine verständlichen Wörter oder Sätze bilden a) Wird bei Nichtverstehen ungeduldig b) Kann sich durch Mimik und Gestik verständigen, übt einzelne Worte	• Teilt verbal oder nonverbal ihre Bedürfnisse mit • Bringt zum Ausdruck, dass sie sich verstanden fühlt • Nimmt am sozialen Leben teil	• Bei allen Verrichtungen Aufmerksamkeit und Zeit für Äußerungen geben • Kurze Sätze bilden, die möglichst mit ja oder nein zu beantworten sind • Auf Körpersprache achten • Bei jeder Tätigkeit informieren • Information über die Möglichkeit von Logopädie, Selbsthilfegruppen für Aphasiker und Kehlkopflose	5. 5. 2000

Pflegediagnosen geordnet nach AEDL	Zeichen und Ausmaß a) Probleme b) Ressourcen	Ziele und Beurteilungskriterien zur Überprüfung	Maßnahmen und deren Häufigkeit	Kontrolldatum; Ergebnis
			• Beratung über mögliche Hilfsmittel • Nutzung einer Zeigetafel mit Symbolen • Anleitung zum Umgang mit der Zeigetafel • Anleitung zu Sprachübungen in Absprache mit der Logopädin	
Eingeschränkte Hörfähigkeit	a) Hört nur mit Hörgerät a) Kann das Hörgerät nicht selbstständig warten a) kann CD-Player nicht selbstständig bedienen b) Hörgerät vorhanden b) Kann Hörgerät selbst einsetzen b) Hört gerne klassische Musik, besonders Bach-Werke	• Kann hören • Nimmt am täglichen Leben teil • Setzt das Hörgerät selbstständig ein • Kann Musik hören	• Hörgerät 1 x täglich warten und bereitlegen • Blickkontakt halten beim Sprechen • In kurzen Sätzen sprechen • CD-Player auf Wunsch betätigen	1. 7. 2000
Eingeschränkte Sehfähigkeit	a) Kann ohne Brille nicht lesen a) Kann Brille nicht selbstständig reinigen a) Rechtsseitige Gesichtsfeldeinschränkung	• Kompensiert die Einschränkung teilweise durch Gebrauch der Brille und durch Gestaltung der Umgebung • Umgebung wird vollständig wahrgenommen	• Gestaltung der Umgebung und Herangehen so, dass mit dem linken Auge möglichst viel wahrgenommen werden kann • Brille putzen, bereitlegen	1. 7. 2000
Sich bewegen **Für Sicherheit sorgen** • Eingeschränkte Beweglichkeit wegen Apoplexie links mit Hemiplegie rechts • Gefahr von Folgeerkrankungen	a) Eingeschränkte Selbstständigkeit bei den täglichen Aktivitäten a) Gehen, Stehen und Bewegungen der rechten Körperhälfte nur mit Unterstützung möglich	• Erhält angemessene Unterstützung und Anleitung beim Bewegen • Arbeitet aktiv an einer Verbesserung der Beweglichkeit mit	• Anleitung und Unterstützung bei der Lagerung im Bett (s. Bobath-Standard) • Anleitung zum Stehen und Transfer zwischen Bett, Rollstuhl, Stuhl (s. Standard)	2. 5. 2000 Ziel erreicht

Pflegediagnosen geordnet nach AEDL	Zeichen und Ausmaß a) Probleme b) Ressourcen	Ziele und Beurteilungskriterien zur Überprüfung	Maßnahmen und deren Häufigkeit	Kontrolldatum; Ergebnis
	a) Ist über Möglichkeiten zur aktiven Mitarbeit nicht informiert a) Rechtsseitige Spastik a) Schmerzen in der rechten Schulter b) Fähigkeit zur selbstständigen Bewegung linksseitig b) Bereitschaft zur aktiven Mitarbeit vorhanden	• Ist über Möglichkeiten zur Mitarbeit bei Bewegungen informiert • Selbstständigkeit beim Bewegen links bleibt erhalten • Äußert zunehmende Muskelentspannung und Schmerzerleichterung • Intakte Haut an aufliegenden Stellen • Keine Folgeerkrankungen	• Anleiten zu Entspannungsübung vor jedem Transfer und vor jeder Lagerung (Standard) • Anleiten, die gesunden Körperteile zur Kompensation einzusetzen • 2 x täglich gezielte Mobilisation nach Standard • 1 x täglich Inspektion der Haut insbesondere an den aufliegenden Stellen • 1 x wöchentlich Dekubitusgefahr nach Norton-Skala ermitteln • Befinden erfragen • Haut 1 x täglich mit Pflegecreme oder planzlichem Öl einfetten • Lagerungsplan für die Nacht erstellen und durchführen • 3 x täglich zum tiefen Ein- und Ausatmen auffordern (Singen etc.) • 2 x täglich Mundinspektion und Pflege	
Vitale Funktionen des Lebens aufrecht erhalten Keine Diagnose	b) Ist bei Bewusstsein und orientiert, Vitalzeichen sind im Normbereich			
Essen und trinken Selbstversorgungsdefizit bei der Ernährung	a) Kann sich nicht selbstständig mit Nahrung und Flüssigkeit versorgen a) Kann Nahrung nicht selbstständig zerkleinern	• Erhält angemessene Unterstützung • Kann Hilfestellung durch das Personal akzeptieren und behält ihren Appetit	• Nahrung bereitstellen, mundgerecht zerkleinern und 5 x täglich beim eingeben unterstützen durch Handführung,	2. 5. 2000

Pflegediagnosen geordnet nach AEDL	Zeichen und Ausmaß a) Probleme b) Ressourcen	Ziele und Beurteilungskriterien zur Überprüfung	Maßnahmen und deren Häufigkeit	Kontrolldatum; Ergebnis
	b) Isst gerne in Gesellschaft	• Die Zusammensetzung der Ernährung entspricht ihren Wünschen und deckt den Bedarf	dabei Kauen, Schlucken und Atmung beobachten • Getränke bereitstellen und anbieten (Trinkbecher mit Deckel) • Einfuhrkontrolle s. Protokoll • Trinkt mind. 1,5 – 2 l	
Schluckstörungen	a) Hustet beim Essen und Trinken, Speichel läuft aus dem Mund a) Speisereste verbleiben im Mund	• Kann essen und trinken, ohne sich zu verschlucken • Erleichterung beim Schlucken	• Vor den Mahlzeiten aufrecht lagern • Nahrungstemperatur kontrollieren • Langsam und vorsichtig Essen eingeben, dabei zum selbstständigen Essen und Trinken anleiten • Bevorzugt Joghurt und Breie anbieten • Beim Mundschluss ggf. unterstützen • Wahrnehmung im Mundbereich durch Stimulation fördern (Standard) • Nach jedem Essen Mund und Rachenraum inspizieren, reinigen	2. 5. 2000
Ausscheiden Harninkontinenz (Dranginkontinenz)	a) unkontrollierter Urinabgang	• Inkontinenz ist eingeschränkt • Sinnvolle Nutzung von Hilfmitteln • Kleidung und Bettwäsche sind trocken • Erleidet keine Hautschädigung	• Information über Inkontinenz, mögliche Ursachen und Vermeidung • Information über sinnvolle Anwendung von Inkontinenzhilfsmitteln • Miktionsprotokoll erstellen	2. 5. 2000

Pflegediagnosen geordnet nach AEDL	Zeichen und Ausmaß a) Probleme b) Ressourcen	Ziele und Beurteilungs-kriterien zur Überprüfung	Maßnahmen und deren Häufigkeit	Kontroll-datum; Ergebnis
		• Fühlt sich bei der Teilnahme am sozialen Leben der Einrichtung nicht gestört	• Anleitung zum Toilettentraining, um der Blasenentleerung zuvorzukommen (2 stündlich Steckbecken oder Toilettengang anbieten) • Nach 19 Uhr keine Getränke • Zur Sicherheit Inkontinenzvorlagen anlegen, nachts nach Bedarf wechseln • Intimpflege nach Verunreinigung durchführen	
Stuhlinkontinenz	b) Kann sich bei Stuhlgang durch Gestik bemerkbar machen. Stuhlabgang in der Regel morgens nach dem Aufstehen	• Unterstützung erfolgt angemessen und wird akzeptiert • Stuhl kann zu einer festen Zeit im Toilettenstuhl über der Toilette entleert werden	Vor dem Waschen Bauchmassage, mobilisieren und Transfer im Rollstuhl zur Toilette Zeitplan festlegen für Unterstützung beim Toilettengang oder Steckbeckennutzung (s. Miktionsprotokoll)	2. 5. 2000
Selbstversorgungsdefizit bei der Ausscheidung wegen eingeschränkter Beweglichkeit	a) Kann die Toilette oder den Toilettenstuhl nicht erreichen a) Kann sich nicht selbstständig auf Toilette, Toilettenstuhl oder Steckbecken setzen a) Kann sich auf der Toilette nicht selbstständig versorgen	☞ oben • Erlernt Möglichkeiten, sich selbst zu versorgen	• Nachts nach Bedarf bei den Ausscheidungen unterstützen • Intimbereich nach Bedarf reinigen • Information, Anleitung zur selbstständigen Intimreinigung und Händehygiene	2. 5. 2000
Sich waschen, kleiden und pflegen Selbstversorgungsdefizit bei der Körperpflege	a) Kann das Waschbecken nicht selbstständig erreichen und Waschutensilien vorbereiten a) Kann linken Arm, Rücken, Intimbereich und Füße nicht selbstständig waschen	• Hilfestellung durch das Personal erfolgt angemessen und wird akzeptiert • Erlernt Möglichkeiten, sich selbst zu versorgen • Äußert nonverbal, dass sie sich sauber und gepflegt fühlt	• Erhält Unterstützung bei der Mobilisation zum Waschbecken und beim Waschen, Übernahme von Tätigkeiten • Wünsche bezüglich weiblicher Hilfe werden beachtet	2. 5. 2000

Pflegediagnosen geordnet nach AEDL	Zeichen und Ausmaß a) Probleme b) Ressourcen	Ziele und Beurteilungskriterien zur Überprüfung	Maßnahmen und deren Häufigkeit	Kontrolldatum; Ergebnis
Selbstversorgungsdefizit beim An- und Auskleiden	a) Kleidungsstücke können nicht selbstständig ausgewählt und an- bzw. ausgezogen werden b) Kann mit gesunder Hand unter Anleitung mithelfen	• Hilfestellung durch das Personal erfolgt angemessen und wird akzeptiert • Erlernt Möglichkeiten, sich selbst zu versorgen	• Anleiten, unterstützen beim An- und Auskleiden sowie beim Bereitlegen der Kleidung • Kleidung gemeinsam auf Zweckmäßigkeit prüfen und auswählen, Tochter entsprechend informieren	2. 5. 2000
			• Information über Unterstützungsmöglichkeiten und Training zur aktiven Mitarbeit • Anleiten zur teilweise selbstständigen Durchführung • Vor jedem Essen Waschen der Hände anbieten	
Ruhen und schlafen Keine Diagnose	a) Schläft mit Ohrenstöpseln gut		Abends Ohrenstöpsel bereitlegen	
Sich beschäftigen Eingeschränkte Beschäftigungsfähigkeit	a) Einschränkung der Sprachfähigkeit und Beweglichkeit, dadurch wenig Aktivität möglich b) Spielte früher gerne Rommé, kochte und aß gerne, besuchte Trödelmärkte b) Bereitschaft zur Teilnahme an Angeboten der Einrichtung	• Beteiligt sich am Leben in der Einrichtung • Zeigt Zufriedenheit und Lebensfreude durch Mimik und Gestik	• Information zu Angeboten der Einrichtung und der Ergotherapie (Beschäftigungsplan aufstellen) • Teilnahmewünsche klären • Mobilisierung in den Rollstuhl und Einbeziehung in Aktivitäten innerhalb der Einrichtung sowie zu Mahlzeiten in den Speiseraum	2. 5. 2000
Sich als Frau oder Mann fühlen und verhalten Keine Diagnose	Ausgeprägtes Schamgefühl		Möglichst weibliche Unterstützung bei Intimpflege und Ausscheidungen sichern	

Pflegediagnosen geordnet nach AEDL	Zeichen und Ausmaß a) Probleme b) Ressourcen	Ziele und Beurteilungs-kriterien zur Überprüfung	Maßnahmen und deren Häufigkeit	Kontroll-datum; Ergebnis
Für Sicherheit sorgen (☞ oben)				
Soziale Bereiche des Lebens sichern Soziale Isolation	a) Kann selbstständig keine Kontakte knüpfen und aufrecht erhalten b) Hat gern Besuch b) Tochter kommt täglich, ist jedoch einzige Kontaktperson	Signalisiert Zustimmung zu Kontakten, die durch Tochter oder Personal geknüpft werden und ist an der Aufrechterhaltung interessiert	• Kontakt zu anderen Bewohnern und zum Besuchsdienst herstellen • Wünsche klären • Informieren über Aktivitäten und Veranstaltungen • Zeitungen anbieten • Möglichkeiten zum Kartenspiel prüfen (☞ Abb. 2)	2. 5. 2000 2. 5. 2000
Mit existenziellen Erfahrungen des Lebens umgehen Trauer	a) Weint oft a) Hat ihren Ehemann und viele gute Freunde verloren b) Freut sich über Gespräche zu ihrer alte Heimat, den Garten und ihre Tochter. b) hat Fotos, zeigt sie gern	• Kann ihre Gefühle deutlich machen • Fühlt sich wohl und verstanden	• Ihre Gefühle und Empfindungen akzeptieren, aktiv zuhören • Sie ermutigen, Gefühle zu zeigen • Handkontakt anbieten • Wünsche wahrnehmen	1. 7. 2000
Machtlosigkeit	a) Weint beim Blick in den Spiegel a) Weint bei frühem Wecken b) Ist zur Mitarbeit motiviert	• Motivation zur Mitarbeit bei allen Aktivitäten bleibt erhalten • Selbstwertgefühl wird gefördert	• Gefühle wahrnehmen und akzeptieren • Bereitschaft zu Nähe und Unterstützung signalisieren • Bedürfnisse erkennen und berücksichtigen (z. B. Kosmetik, Haarpflege für ein akzeptiertes Spiegelbild, Weckzeit gemeinsam festlegen).	1. 7. 2000

4. Pflegediagnosen in der Altenpflege

4.1 Pflegediagnosen im Bereich „Kommunikation"

4.1.1 Eingeschränkte Sprachfähigkeit

Eingeschränkte Fähigkeit der Sprachbildung und der Aussprache mit Unfähigkeit, die Sprache situationsgerecht einzusetzen, häufig gekoppelt mit eingeschränktem Sprachverständnis. Beeinträchtigte Teilnahme am gesellschaftlichen Leben, Beeinträchtigung der Sicherheit und der Selbstversorgung.

Symptome

- Wörter oder Sätze werden nur eingeschränkt oder gar nicht gebildet
- Gesprochenes ergibt keinen Sinn
- Sprachqualität ist verändert (Lautstärke, Sprachfluss, Betonung)
- Unangemessenes Sprechen (Wiederholungen)
- Wortfindungsstörungen, Verwechseln von Begriffen
- Schreiben und lesen ist nicht oder nur eingeschränkt möglich
- Äußerungen erfolgen nonverbal (Mimik, Gestik, Blicke, Weinen)
- Unklare Reaktionen auf Ansprache oder Bilder.

Mögliche Ursachen

- Versteht und spricht die landesübliche Sprache nicht
- Neurologische Erkrankung, z.B. Apoplex, M. Parkinson
- Zentrale Störungen, z.B. akute und chronische Verwirrtheit, Vergiftungen, Demenz, Apallisches Syndrom, Koma, Gehirnverletzung, Tumor
- Erkrankungen der sprachbildenden Organe, z.B. Tracheotomie
- Atemnot, Kraftlosigkeit, Benommenheit
- Psychische Erkrankungen, z.B. Depression, Psychose.

Assessment

- Ursachen klären und individuelle Ressourcen ermitteln
- Einsatzmöglichkeiten von Hilfsmitteln prüfen, z.B. Sprechkanüle, Zeigetafel, Schreibutensilien
- Möglichkeiten fachtherapeutischer Hilfe prüfen, z.B. Logopäden
- Unterstützungsbedarf klären
- Mögliche Unterstützungsangebote zum Wiedererlangen der Fähigkeit prüfen
- Beobachten und beurteilen:
  - Reaktion auf Ansprache und Geräusche
  - Reaktion auf Bilder und Symbole
  - Wort- und Satzbildung
  - Sprachverständlichkeit
  - Stimme
  - Veränderungen an den lautbildenden Organen

- Sprachfluss, Sprachrhythmus, Sprachklang
- Sprachverständnis
- Mimik, Augenausdruck, Gestik, Körperhaltung, Befinden
- Orientierung in der Umgebung
- Psychische Verfassung
- Teilnahme am sozialen Leben, z. B. Kommunikation und Sozialkontakte
- Reaktion auf visuelle Reize
- Anteilnahme, Interesse, Aktivitäten
- Selbstversorgungsfähigkeit
- Verbliebene Möglichkeiten der Verständigung.

Ziele und Beurteilungskriterien zur Überprüfung der Wirksamkeit der Pflege

Der alte Mensch
- teilt seine Bedürfnisse mit
- bringt zum Ausdruck, dass er sich verstanden fühlt
- versteht die mitgeteilten Informationen und Anleitungen
- akzeptiert die Einschränkung und Hilfeangebote
- erhält angemessene Unterstützung und Bewältigungsangebote
- nimmt am sozialen Leben teil
- nimmt soziale Kontakte auf.

Pflegetherapie

Hilfestellungen

- Unterstützungsbedarf klären
- Unterstützung anbieten
- Bei allen Verrichtungen Aufmerksamkeit und Zeit für verbale und nonverbale Äußerungen haben
- Direkte (geschlossene) Fragen stellen (keine w-Fragen wie z. B. wie, was, warum, wo)
- Deutlich und langsam sprechen. Kurze, klare Sätze mit einfachen Begriffen und Hauptwörtern bevorzugen. Alten Menschen beim Sprechen anschauen
- Unterbringung möglichst nicht im Einzelzimmer
- Bewältigungsmöglichkeiten, z. B. logopädische Behandlung, empfehlen und dorthin begleiten
- Kommunikation durch Tafeln und Symbole unterstützen
- Bei Fremdsprache für geeignete Übersetzung sorgen.

Information, Beratung, Anleitung

- Über Möglichkeiten des Sprechtrainings mit Logopäden oder in Selbsthilfegruppen informieren
- Zu Hilfsmittelangeboten beraten
- Zu Sprachübungen in Absprache mit zuständigen Therapeuten anleiten
- Mitbewohner und Kontaktpersonen über Kommunikationsmöglichkeiten informieren.

4.1.2   Eingeschränkte Sehfähigkeit

Störung des Sehvermögens mit Beeinträchtigung der Teilnahme am gesellschaftlichen Leben, der Sicherheit und der Selbstversorgung.

Symptome

Der alte Mensch
- sieht unscharf, hat Gesichtsfeldeinschränkungen
- reagiert lichtempfindlich
- kann Farben nicht unterscheiden
- hat tränende oder entzündete Augen beim Lesen, Fernsehen
- geht und reagiert unsicher, verletzt sich häufig
- äußert Unsicherheit, Hilfebedarf
- benutzt eine Brille oder Kontaktlinsen
- hat Selbstversorgungsdefizite bei der täglichen Versorgung, z.B. beim Waschen, Kleiden, Essen, Ausscheiden, bei der Haushaltsführung.

Mögliche Ursachen

- Augenerkrankungen, z.B. Grauer Star, Grüner Star
- Unzureichende Brillenstärke
- Altersbedingte Durchblutungsstörungen der Netzhaut
- Diabetische Netzhautveränderung
- Altersweitsichtigkeit
- Verletzungen der Augen, Fremdkörper
- Trockenheit des Auges, z.B. mangelnder Tränenfluss
- Auswärts- oder Innenkehrung des Augenlides.

Assessment

- Ursachen und individuelle Ressourcen klären
- Befinden und Einschränkungen erfragen
- Einsatzmöglichkeiten von Hilfsmitteln bzw. vorhandene Hilfsmittel prüfen, z.B. Brille, Lupe
- Möglichkeiten fachtherapeutischer und fachärztlicher Hilfe prüfen, z.B. Optiker, Augenarzt
- Gefühle von Unsicherheit bezüglich der Einschränkung klären
- Reaktionen auf visuelle Reize beobachten
- Fähigkeit zur Durchführung der täglichen Aktivitäten erfassen, z.B. Waschen, Essen, Ausscheiden, Kleiden, Haushaltsversorgung
- Unterstützungsbedarf klären.

Ziele und Beurteilungskriterien zur Überprüfung der Wirksamkeit der Pflege

- Erkrankungen werden fachgerecht behandelt
- Behinderungen werden durch den Gebrauch von Hilfsmitteln eingeschränkt

Der alte Mensch

- fühlt sich sicher
- erhält notwendige Unterstützung
- nimmt am sozialen Leben teil
- kann sich seinen Wünschen entsprechend beschäftigen
- nimmt Kontrolluntersuchungen regelmäßig wahr.

Pflegetherapie

Hilfestellungen

- Unterstützung nach Bedarf anbieten, z.B. Vorlesen , Literatur mit Großdruckbuchstaben beschaffen, beim Gehen unterhaken, Körperkontakt anbieten
- Maßnahmen zur Orientierungsförderung, z.B. Wege und Umgebung gemeinsam erarbeiten und erleben lassen, Informationen über anwesende Personen und Anordnung von Gegenständen geben
- Regelmäßige Augenarztkontrollen veranlassen
- Angemessene Unterstützung entsprechend der eingeschränkten Lebensaktiviäten
- Sicherheit gewährleisten:
  - Nichts in der Umgebung verändern, ohne vorher darüber zu informieren
  - Darauf achten, dass Sehhilfen greifbar, intakt und sauber sind
  - Sicherheit im Umfeld schaffen, z.B. Stolperfallen vermeiden
  - Türen geschlossen oder ganz geöffnet halten (halb offene Türen sind Verletzungsgefahr)
  - Rufsysteme einsatzbereit halten und griffbereit legen
  - Zerbrechliche Gegenstände aus der Umgebung entfernen.

Information, Beratung, Anleitung

- Menschen im sozialen Umfeld mit Einverständnis des Betroffenen über die Einschränkung informieren
- Über Hilfsmittel, z.B. Lupenbrillen, Blindenuhr, -kalender, Großdruckbücher, auf Band gesprochene Bücher und Hörspiele informieren
- Bei Erkrankungen über Zusammenhang und Gefahren bezüglich Sehschädigungen informieren, z.B. bei Diabetes mellitus
- Anleitung, die täglichen Verrichtungen selbstständig durchzuführen
- Über therapeutische Hilfe wie z.B. Musiktherapie oder Ergotherapie informieren.

4.1.3   Eingeschränkte Hörfähigkeit

Eingeschränkte Fähigkeit oder völlige Unfähigkeit des Hörens mit Beeinträchtigung der Teilnahme am gesellschaftlichen Leben, der Sicherheit und der Selbstversorgung.

Symptome

- Hörverschlechterung, z. B. hört Glocke, Wecker, Vogelgezwitscher nicht
- Gestörtes Sprachverständnis bei hohem Geräuschpegel, z. B. mehrere Gesprächspartner bei Feiern
- Ohrgeräusche vor allem in ruhiger Umgebung
- Verändertes Kommunikationsverhalten, äußert Missverstehen oder Ärger
- Verminderte Sozialkontakte, zieht sich wegen Hörschwäche zurück
- Gleichgewichtsstörungen mit Sturzgefahr
- Erhöhte Reizbarkeit, Misstrauen und Aggression.

Mögliche Ursachen

- Neurologische Erkrankungen, Verlust von Hör- und Nervenzellen
- Durchblutungsstörungen sowie Störungen des Stützgewebes im Innenohr
- Psychische Störungen durch hohen Leidensdruck, z. B. Alter, Schmerzen, chronische Erkrankung
- Nebenwirkung von Medikamenten
- Lärmeinwirkung und Infekte in jüngeren Jahren
- Alter Mensch hat innerlich abgeschaltet und will nicht mehr hören
- Zentrale Störungen.

Assessment

- Ursachen und individuelle Ressourcen klären
- Einsatzmöglichkeiten und Bedarf an Hilfsmitteln und Unterstützung prüfen
- Vorhandene Hilfsmittel überprüfen, z. B. Hörgerät
- Günstigste Kommunikationsform ermitteln
- Die Auswirkungen der Hörbehinderung auf die täglichen Aktivitäten ermitteln
- Reaktion auf Sprache, Musik, Glocke und sonstige Geräusche beobachten
- Sozialverhalten beobachten
- Eigene Einschätzung der Hörfähigkeit erfragen.

Ziele und Beurteilungskriterien zur Überprüfung der Wirksamkeit der Pflege

Der alte Mensch
- ist über Angebote zur Bewältigung informiert
- erhält und nutzt angemessene Bewältigungsangebote
- nimmt am täglichen Leben der Einrichtung teil

- hält die Kommunikation zu anderen aufrecht
- kann Gefühle und Ängste deutlich machen
- kann über Einschränkungen durch seine Hörbehinderung Auskunft geben.

Pflegetherapie

Hilfestellungen

- Unterstützung beim Anbringen und Warten des Hörgerätes
- Hörgerät kennzeichnen, ob es links oder rechts getragen wird (☞ Abb. 6)
- Bei Gleichgewichtsstörungen z. B. Hilfestellung beim Aufstehen, Gehen, Stehen, Treppensteigen geben
- Verhalten des Personals dem Ausmaß der Einschränkung anpassen:
  - Geduld im Umgang mit hörbehinderten Menschen zeigen
  - Bei Gesprächen Blickkontakt aufnehmen
  - Beim Sprechen für gute Beleuchtung von Mund und Gesicht der Pflegeperson sorgen, z. B. nachts evtl. mit Taschenlampe
  - Klare und einheitliche Reize oder Berührungen vermitteln („Begrüßungsritus")
  - Langsam, mit ruhiger, tiefer Stimme, deutlich und in gleichmäßigem Tempo sprechen, Sprache mit Mimik und Gestik unterstreichen, Pausen einlegen
  - Kurze und klare Sätze bilden, keine Fremdwörter verwenden
  - Bei Nichtverstehen ganze Sätze wiederholen
  - auf der Seite des Hörgerätes ansprechen.

Information, Beratung, Anleitung

- Angehörige und alle, die mit dem Betroffenen in Kontakt stehen, über den richtigen Umgang informieren
- Zum Umgang mit dem Hörgerät und Wartungsmaßnahmen anleiten und informieren
- Über weitere Hilfen, z. B. elektrische Schreibgeräte, evtl. Computer, informieren
- Bei Gleichgewichtsstörungen über Hilfsmittel beraten.

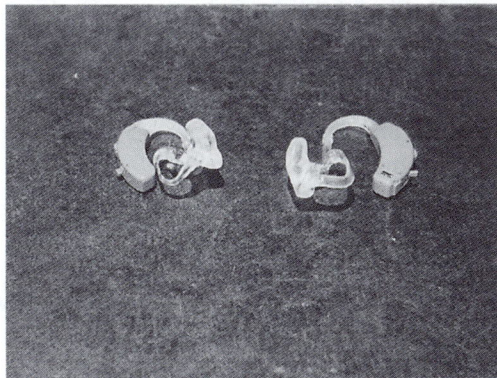

Abb. 6: Wenn alte Menschen für jedes Ohr ein Hörgerät benötigen, ist es wichtig, beim Anbringen rechts und links nicht zu verwechseln. Es ist vor dem Anbringen hilfreich, die Geräte so vor die Betroffenen hinzulegen, dass die Teile, die hinter das Ohr gehören, jeweils nach außen zeigen und die Zapfen des Ohrpassstückes nach oben. In dieser Stellung liegt das Gerät auf der richtigen Körperseite und kann dort angebracht werden. [M221]

4.1.4 Eingeschränktes Tast- und Berührungsempfinden

Eingeschränkte Fähigkeit, Berührungs- oder Temperaturreize wahrzunehmen und mit entsprechenden Reaktionen zu beantworten.

Symptome

- Körperhaltung und Muskeltonus sind verändert
- Berührungs-, Druck-, Temperatur- und Schmerzempfindlichkeit sind gestört
- Wärme- und Kälte werden nicht adäquat empfunden

Der alte Mensch
- berichtet über Missempfindungen, z. B. Taubheit, kribbeln
- hat kein Gefühl für die Lage eines Körperteils im Bett oder im Raum
- vernachlässigt das betroffene Körperteil.

Mögliche Ursachen

- Neurologische Erkrankungen, z. B. Apoplexie, Multiple Sklerose, Querschnittslähmungen
- Psychosen
- Störungen der Hautdurchblutung.

Assessment

- Befinden erfragen
- Ursachen klären
- Beobachten und beurteilen von Reaktionen auf Druck, Berührung, Wärme und Kälte
- Erfassen des Ausmaßes der Einschränkung und Ressourcen, z. B. bei der Selbstversorgung
- Erfassen von Gefahren.

Ziele und Beurteilungskriterien zur Überprüfung der Wirksamkeit der Pflege

- Selbstständigkeit kann erhalten werden
- Gefahren sind eingeschränkt
- Der alte Mensch
  - erhält angemessene Unterstützung und akzeptiert diese
  - hat keine Hautveränderungen und -verletzungen
  - setzt geeignete Möglichkeiten und Hilfsmittel zur Stimulation ein
  - arbeitet aktiv an einer Verbesserung der Wahrnehmungsfähigkeit mit.

Pflegetherapie

Hilfestellungen

- Hilfestellung bei allen Lebensaktivitäten, die durch die Einschränkung der Wahrnehmung gestört sind
- Alle Verrichtungen von der Seite des beeinträchtigten Körperteils her vornehmen
- Bei der Körperpflege von der gesunden zur kranken Seite hin waschen, raue Materialien verwenden
- Vor Gefahren schützen, z. B. vor heißen Getränken, heißem Wasser
- Durch z. B. Kirschkernsäckchen oder Igelbälle Tast- und Berührungsempfinden fördern.

Information, Beratung, Anleitung

- Über Verhaltensweisen zum Schutz vor Verletzungen beraten
- Über eigene Möglichkeiten, z. B. Selbstmassage und mögliche Hilfsmittel zur Stimulation des Tastsinns beraten
- Bei Schmerzen und Missempfindungen über Möglichkeiten zur Linderung beraten
- Zur selbstständigen Lebensführung beraten und anleiten
- Information über Selbsthilfegruppen und weitere Hilfsdienste zur Unterstützung.

4.2 Pflegediagnosen im Bereich „Sich bewegen"

4.2.1 Eingeschränkte Beweglichkeit

Eingeschränkte Fähigkeit oder völlige Unfähigkeit, sich zu bewegen mit Beeinträchtigung der Teilnahme am gesellschaftlichen Leben, der Sicherheit und der Selbstversorgung.

Symptome

Schweregrade der Einschränkungen
- Bedingt selbstständig: Bewegung ist erschwert, unsicher oder verlangsamt, kann jedoch mit Hilfsmitteln selbstständig erfolgen
- Teilweise unselbstständig: Für Bewegung, z.B. drehen im Bett ist zeitweise oder teilweise personelle Hilfe erforderlich
- Unselbstständig: Zur Bewegung ist ständige personelle Hilfe notwendig.

Weitere Symptome
- Kraftlosigkeit und muskuläre Schwäche
- Fehlende Gelenkbeweglichkeit, Kontrakturen
- Muskelschmerzen und -verhärtungen, Spastik
- Eingeschränkte Selbstständigkeit bei den täglichen Aktivitäten.

Mögliche Ursachen

- Schmerzen (☞ 4.12.1), Ruhigstellung durch z.B. Fixierung, Verbände, Infusionen
- Aus therapeutischen Gründen ärztlich angeordnete Bettruhe
- Eingeschränkte Möglichkeiten zur Mobilisation
- Beeinträchtigung des Bewegungsapparates durch körperliche Erkrankungen, z.B. Herz-Kreislauferkrankungen, bei Atemnot oder Fieber sowie bei neurologischen Erkrankungen
- Kraftlosigkeit, Schwäche (☞ 4.2.2)
- Bewusstlosigkeit, Apallisches Syndrom
- Psychische Störungen und Erkrankungen, z.B. Verwirrtheit, Angst, Depression.

Assessment

- Ursachen klären
- Grad der Selbstständigkeit und Ressourcen erfassen
- Beweglichkeit der Gelenke, Schmerzen, Gestik, Haltung, Gang, Muskelkraft, Muskelspannung und Bereitschaft zur aktiven Mitarbeit, Motivation beobachten
- Selbstversorgungsfähigkeit einschätzen
- Gefährdungen für Folgeerkrankungen ermitteln, z.B. mit Hilfe der Norton- oder Atemskala
- Ermitteln, inwieweit die Umgebung geeignet ist, bei der Selbstständigkeit zu unterstützen
- Einsatzmöglichkeiten und Bedarf von Hilfsmitteln sowie Unterstützungsbedarf klären.

Ziele und Beurteilungskriterien zur Überprüfung der Wirksamkeit der Pflege

Der alte Mensch
- bekommt angemessene Unterstützung und akzeptiert diese
- äußert Schmerzerleichterung und Muskelentspannung
- entwickelt keine Komplikationen und Folgeerkrankungen, z. B Dekubitus, Pneumonie, Thrombose
- arbeitet an einer Verbesserung der Beweglichkeit mit
- kann alle Lebensaktivitäten, insbesondere Toilettengang und damit verbundene Aktivitäten selbstständig oder bedingt selbstständig durchführen
- ist über Möglichkeiten zur Mitarbeit informiert.

Pflegetherapie

Hilfestellungen

- Hilfestellung dem Grad der Beeinträchtigung anpassen
- Lagerung:
  - individuellen Lagerungsplan erstellen, nach Plan umlagern und Umlagerung dokumentieren: Rückenlage, 30°- Rechts- und Linksseitenlagerung oder Dehnungslagerungen, z. B. A-, V- oder T-Lagerung zur Pneumonieprophylaxe
  - gefährdete Körperregionen konsequent druckentlasten
  - Gelenke frei und in physiologischer Stellung lagern
  - Lagerungshilfsmittel nutzen (☞Abb. 7)
  - zur selbstständigen Lagerung anregen
  - faltenfreie trockene Wäsche und Unterlagen (Glattziehen bzw. Wechsel)
- Bewegung:
  - alle Gelenke bewegen (je nach Fähigkeit aktiv oder passiv)
  - zu isometrischen Übungen zur Stärkung der Muskelkraft, zu Atemübungen, Bewegungsübungen, Gehen und Stehen anleiten
  - entspannen durch Ausstreichungen und Lockerungen
  - geeignete Umgebung zum Erhalten oder Fördern der Beweglichkeit und zum Vermeiden von Gefahren schaffen, z. B. durch Haltegriffe, Orientierungshilfen
  - Hilfsmittel zum Bewegen bereitstellen, zur Nutzung anleiten, z. B. Rollstuhl, Rollator, Greifhilfen
  - beim Transfer zwischen Bett, Stuhl, Sessel, Toilette usw. unterstützen
  - bei Lebensaktivitäten nach Bedarf unterstützen
  - fachärztlichen und fachtherapeutischen Hilfebedarf prüfen, z. B. physikalische Therapie, Ergotherapie, über Hilfsmöglichkeiten informieren
  - ärztliche Verordnungen ausführen, z. B. physikalische Therapie, Medikamentenverabreichung
  - über Möglichkeiten der Schmerzlinderung informieren und beraten

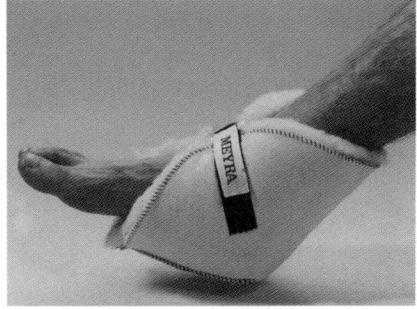

Abb. 7: Fersenschoner lassen sich durch Klettverschlüsse leicht anlegen und haben sich bewährt zur Vorbeugung von Dekubitus im Fersenbereich. [V121]

4.2.2   Kraftlosigkeit

Zustand oder Gefühl, dass die körperlichen Kräfte nachlassen oder nicht mehr vorhanden sind.

Symptome

Der alte Mensch
- kann seine Lebensaktivitäten, die Aktivität der Muskulatur erfordern, nicht mehr selbstständig ausführen
- äußert sein Gefühl der Kraftlosigkeit
- taumelt, zittert bei Bewegungen, stürzt
- bewegt sich nicht oder nur mühsam.

Mögliche Ursachen

- Körperliche Einschränkungen oder Erkrankungen
- Gelegenheit zum Bewegen fehlt
- Psychische Erkrankungen, z. B. Depression
- Alterungsbedingte nachlassende Lebensenergie
- Müdigkeit, Benommenheit
- Sterbeprozess
- Mangelernährung (☞ 4.4.1), Flüssigkeitsmangel (☞ 4.4.4).

Assessment

- Befinden erfragen
- Ursachen ergründen
- Anzeichen für körperliche oder seelische Erkrankungen prüfen
- Unterstützungsbedarf klären
- Einsatz und Bedarf von Hilfsmitteln klären
- Personelle Unterstützungsangebote prüfen
- Mimik, Gestik, Haltung, Beweglichkeit, Muskeltonus beobachten
- Aktivitäten während des Tagesablaufes, verbliebene Kräfte und vorhandene Ressourcen zur Kräftegewinnung, z. B. in der Biografie des alten Menschen erfassen.

Ziele und Beurteilungskriterien zur Überprüfung der Wirksamkeit der Pflege

Der alte Mensch
- wird in seiner Schwäche akzeptiert
- erhält angemessene Unterstützung
- äußert, dass er sich vom Personal angenommen und akzeptiert fühlt
- wendet im Rahmen seiner Möglichkeiten Maßnahmen zur Wiedergewinnung seiner Kräfte an.

Pflegetherapie

Hilfestellungen

- Unterstützung in eingeschränkten Lebensbereichen nach Bedarf anbieten
- Über Unterstützungsmöglichkeiten informieren
- Hilfestellung bei Aktivitäten, die die geistigen und körperlichen Ressourcen des alten Menschen sowie dessen Bewegungsbedürfnis berücksichtigen, jedoch Überforderung ausschließen
- Angemessenen Ernährungsplan erstellen
- Ärztliche Verordnungen, z.B. Medikamenten- und Sauerstoffverabreichung, Infusionsüberwachung, ausführen.

Information, Beratung, Anleitung

- Zur Durchführung von Übungen zur Kräftigung der Muskulatur anleiten, z.B. 2x täglich isometrische Übungen nach Empfehlung der KrankengymnastIn

4.3 Pflegediagnosen im Bereich „Vitale Funktionen des Lebens aufrecht erhalten"

4.3.1 Fieber

▌ Erhöhung der Körperkerntemperatur über 38,0° C.

Symptome

- Kalte Extremitäten beim Fieberanstieg
- Frösteln bis Schüttelfrost
- Schwitzen, Hitzegefühl
- Gerötete, erwärmte Haut
- Erhöhte Atemfrequenz, Tachykardie
- Durstgefühl
- Unruhe, Bewusstseinsveränderungen, Verwirrtheit, Schwäche.

Mögliche Ursachen

- Infektionen, Entzündungen
- Flüssigkeitsmangel, Dehydration.

Assessment

- Ursachen klären und individuelle Ressourcen ermitteln
- Befinden erfragen
- Hilfebedarf klären
- Engmaschige Temperaturkontrolle und Vitalzeichenkontrolle (Puls, Blutdruck, Atmung)
- Grad der Selbstständigkeit und Einschränkung erfassen
- Kontrolle von Bewusstsein und Orientierung
- Hautbeschaffenheit beobachten
- Flüssigkeitsmenge erfassen.

Ziele und Beurteilungskriterien zur Überprüfung der Wirksamkeit der Pflege

- Temperatur und Vitalzeichen bleiben im Normbereich
- Aktivitäten entsprechen dem Ruhebedürfnis
- Folgeschäden werden vermieden
- Unterstützung erfolgt angemessen
- Äußert Wohlbefinden
- Ernährung erfolgt angemessen
- Trinkt täglich mindestens 2 l.

Pflegetherapie

Hilfestellungen

- Bettruhe ermöglichen, Unterstützung in den Lebensaktivitäten
- Maßnahmen zur Überwachung und Unterstützung nach Bedarf:
  - Flüssigkeit anbieten und zum Trinken motivieren
  - Bei Frieren (Fieberanstieg) zusätzlich warme Decken, Wärmflasche anbieten
  - Bei Schwitzen (Fieberabfall) für Erfrischung sorgen und warme Decke durch dünne ersetzen
  - Schonende Waschungen zur Erfrischung durchführen
  - Wäsche- und Bettwäschewechsel nach Bedarf durchführen
- Ärztliche Anordnungen ausführen, z.B. Medikamentenverabreichung, Überwachung, Wadenwickel
- Beobachten des Hautzustandes, der Ausscheidungen, anderer Erkrankungszeichen.

Information, Beratung, Anleitung

- Über die Notwendigkeit der Bettruhe und erhöhte Flüssigkeitszufuhr informieren
- Über notwendige Therapie- und Pflegemaßnahmen informieren
- Zu Aktivitäten zur Vermeidung von Folgekrankheiten anleiten, z.B. Atemübungen, Bewegungsübungen.

4.3.2   Untertemperatur und Unterkühlung

Bei Untertemperatur liegt die Körpertemperatur des alten Menschen konstant unter 36° C. Unterkühlung ist eine lebensbedrohliche Kälteschädigung, die mit Untertemperatur einsetzt.

Symptome

Untertemperatur
- Frösteln, Zittern, kühle Haut, leichte Blässe
- Bradykardie oder Tachykardie
- Zyanotische Haut und Fingernägel

Unterkühlung
- Untertemperatur
- Blässe, Gefühllosigkeit an Extremitäten, Nase, Ohren
- Stoffwechselaktivierung (gesteigerte Atemfrequenz)
- Müdigkeit, Schwäche
- Verwaschene Sprache
- Blutdruck niedrig, Puls vermindert
- Arrhythmie
- Benommenheit, Bewusstlosigkeit.

Mögliche Ursachen

Untertemperatur
- Altersbedingtes Nachlassen der Fähigkeit zur Anpassung des Körpers an die Außentemperatur
- Mangelernährung
- Inaktivität
- Medikamente, die eine Vasodilatation bewirken
- Rekonvaleszenz
- Blutverlust, Flüssigkeitsmangel, Kollaps
- Erkrankungen, z. B. Unterfunktion der Schilddrüse

Unterkühlung
- Unzweckmäßige Bekleidung
- Gestörtes Temperaturempfinden bei Erkrankungen, z. B. bei M. Parkinson, Apoplexie
- Verwirrtheitszustände
- Schock.

Assessment

- Ursachen erfasssen
- Temperaturkontrolle
- Vitalzeichenkontrollen: Puls, Blutdruck und Atmung
- Klärung von Nothilfebedarf bei Unterkühlung
- Kontrolle von Bewusstsein und Orientierung
- Temperaturempfinden prüfen
- Einsatz von erforderlichen Hilfen und Unterstützungsmaßnahmen klären, z. B. Hilfe beim Ankleiden
- Ressourcen erfassen.

Ziele und Beurteilungskriterien zur Überprüfung der Wirksamkeit der Pflege

- Unterstützung erfolgt fachgerecht und angemessen, z. B. beim Ankleiden, beim Vorbeugen von Unterkühlungen
- Körpertemperatur ist im Normbereich
- Wohlbefinden wird geäußert
- Unterkühlungen und Folgeschäden wird vorgebeugt
- Aktivität kann gefördert werden.

Pflegetherapie

Hilfestellungen

- Unterstützung nach Bedarf:
  - Wärmezufuhr durch angewärmte Decken, warmes Bett, Wärmflaschen
  - Bereitlegen wärmender Kleidung, Hilfestellung beim Ankleiden
  - Warme Getränke anbieten
  - Aktivitäten fördern
  - Ärztliche Überwachung bei Erkrankungen sichern
- Bei Unterkühlung Notarzt verständigen und Sofortmaßnahmen einleiten, z. B. warm zudecken, bei Ansprechbarkeit in einem warmen Raum langsam erwärmen, Vitalzeichenüberwachung
- Ärztliche Verordnungen durchführen, z. B. Sauerstoff-, Medikamentenverabreichung.

Information, Beratung, Anleitung

- Information und Anleitung zum Vermeiden von Unterkühlungen.

4.3.3   Eingeschränkte Herzleistung

Zustand, bei dem es aufgrund verminderter Leistungsfähigkeit des Herzens zu Störungen der Vitalfunktionen und zu Einschränkungen in den Lebensaktivitäten kommt.

Symptome

- Tachykardie, Herzrhythmusstörungen
- Dyspnoe
- Hustenreiz
- Zyanose zuerst bei Belastung, später auch in Ruhe
- Verwirrtheit, Demenz
- Benommenheit, Schwindel, Schwäche, Müdigkeit, Unruhe
- vorübergehende Sprachstörungen
- Nykturie und Ödeme
- Blutdruckschwankungen, Hypertonie
- „Stauungsgefühl" im Bauchraum, Obstipation (☞ 4.5.1), Appetitlosigkeit.

Mögliche Ursachen

- Herzerkrankungen, Erkrankungen anderer Organe, z. B. Lunge, Leber, Nieren
- Elektrolytstörungen
- Medikamentennebenwirkungen, z. B. Digitalisüberdosierung.

Assessment

- Ursachen bzw. Veränderungen erfassen
- Befinden erfragen
- Unterstützungsbedarf klären
- Herzfrequenz, -rhythmus, Blutdruck und Atmung überwachen
- Flüssigkeitsbilanz sowie Gewicht kontrollieren
- Einsatzmöglichkeiten und Bedarf an Hilfsmitteln klären, z. B. Gehilfen, Lagerungshilfen
- Personelle Unterstützungsangebote absprechen
- Psychische Verfassung und Grad der Selbstständigkeit erfassen.

Ziele und Beurteilungskriterien zur Überprüfung der Wirksamkeit der Pflege

Der alte Mensch
- empfindet Erleichterung bei seinen Beschwerden
- erhält angemessene Unterstützung und akzeptiert diese
- plant seinen Alltag entsprechend seiner Möglichkeiten
- zeigt keine Gewichtszunahme, Ödeme und Zeichen von Überbelastung
- entwickelt keine Komplikationen
- bleibt selbstständig
- hält die Empfehlungen zu Diät, Medikation und Aktivität ein.

Pflegetherapie

Hilfestellungen

- Bei eingeschränkter Selbstständigkeit personelle Unterstützung in den Lebensbereichen anbieten
- Hilfsmittel zur Erleichterung bei Beschwerden anbieten, z. B. Gehilfen, Lagerungshilfen, Inhalation
- Gespräche anbieten
- Tagesplan erstellen, der der Belastungsfähigkeit und den Wünschen entspricht
- Bei Immobilität Komplikationen durch Bettruhe vermeiden (☞ 4.2.1)
- Bilanzierung der Flüssigkeitsmengen
- Gewichtskontrollen durchführen
- Bei Atemnot nach Wunsch Oberkörper hoch lagern
- Ärztliche Anordnungen ausführen, z. B. Überwachung von Puls und Blutdruck, Flüssigkeitsbilanz, Medikamentengaben.

Information, Beratung, Anleitung

- Über Hilfen zur Bewältigung informieren und im Umgang damit anleiten, z. B. Inhalationsgerät, Gehilfen, Lagerungshilfen, Krankengymnastik, Ernährungsberatung
- Zur Gestaltung des Alltags beraten, um übermäßige körperliche Anstrengungen zu vermeiden
- Über Möglichkeit zur Reduktion von Übergewicht, z. B. durch Ernährung, Bewegung beraten.

4.3.4 Durchblutungsstörung arteriell (peripher)

Verengung der peripheren arteriellen Strombahnen, die zur reduzierten Versorgung mit Sauerstoff und Nährstoffen in den Geweben der Extremitäten führt.

Symptome

- Schmerzen in den Beinen in Ruhe
- Schmerzen bei Belastung der Beine, deutlich z.B. durch intermittierendes Hinken
- Kalte, blasse Extremitäten
- Gefühllosigkeit bis Lähmung
- Fehlendes Tast- und Temperaturempfinden
- Schlecht heilende Wunden an den Extremitäten (Nekrose, Gangrän)
- Fehlende oder schwer tastbare Pulse an den betroffenen Körperteilen.

Mögliche Ursachen

- Arteriosklerose
- Arterielle Gefäßverschlüsse (Embolie)
- Herz-Kreislauferkrankungen
- Lagerungsschäden, z.B. durch Druckbelastung.

Assessment

- Mögliche Ursachen und individuelle Ressourcen erfassen
- Befinden erfragen
- Beobachtung von Hautfarbe, -zustand, Schmerzen und Sensibilität an betroffenen Körperteilen
- Extremität auf Durchblutung (Beinpulse), Wärme, und Verletzungen prüfen
- Einsatzmöglichkeiten und Bedarf an Hilfsmitteln klären, z.B. Lagerungshilfsmittel
- Hilfebedarf klären, z.B. Schmerzmedikation.

Ziele und Beurteilungskriterien zur Überprüfung der Wirksamkeit der Pflege

Der alte Mensch
- kennt Maßnahmen, um die Durchblutung zu verbessern und wendet sie an
- hält die Empfehlungen ein
- erhält angemessene Hilfe und Unterstützung
- empfindet Entlastung und Schmerzlinderung
- erleidet keine Folgeschäden und zusätzliche Verletzungen.

Pflegetherapie

Hilfestellungen

- Unterstützung anbieten bei Bewältigung von Aktivitäten
- Entlastung und Schmerzlinderung durch:
  - Ruhe und Tieflagerung der Extremität bei Schmerzen
  - Anwenden von Lagerungshilfen, z. B. Kissen
  - Schmerzmedikation nach ärztlicher Verordnung
  - Warmhalten des betroffenes Körperteils, z. B. wollene Socken anziehen, Wattepackung. (Bei zusätzlicher Wärmezufuhr durch Wärmflaschen Gefahr von Verbrennungen und Drucknekrosen)
  - Schutz vor Druck und Blutdrosselung, z. B. auf bequeme Schuhe achten, Kniestrümpfe vermeiden, Bettdecke mit Bettbügel anheben
- Vermeiden von Folgeschäden durch:
  - Sorgfältige Fußpflege, z. B. Zehenzwischenräume trocken und sauber halten
  - Vermeiden von Druck beim Lagern
  - Hautbeobachtung, Pulsmessungen, Sensibilitätsprüfungen.
- Ärztliche Anordnungen ausführen, z. B.
  - Wundversorgung bei Ulzera oder Gangrän (☞ Abb. 8)
  - Medikamente verabreichen.

Information, Beratung, Anleitung

- Über Vorsichtsmaßnahmen beraten, z. B. bei Anwendung von Wärmflasche oder Heizkissen (Empfindungsvermögen kann herabgesetzt sein)
- Über Bewältigungsstrategien und Hilfsmittel informieren, z. B. Gehhilfen.

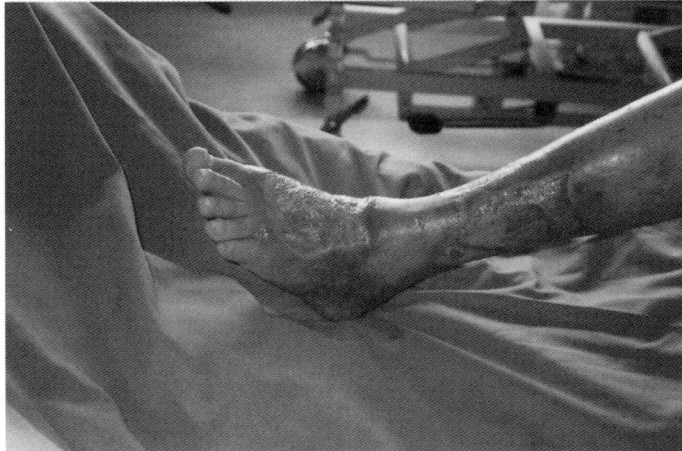

Abb. 8: Ulzera am Fußrücken und Unterschenkel bei peripherer arterieller Durchblutungsstörung. [M221]

4.3.5   Durchblutungsstörung venös

Erweiterung oder Entzündung **oberflächlicher** venöser Gefäße vorwiegend der unteren Extremitäten mit Abflussbehinderung oder Verschluss **tiefer** venöser Gefäße durch Gerinnsel mit erhöhtem Risiko einer Embolie.

Symptome bei Stauung und Entzündung oberflächlicher Venen

Stauungszeichen
- Geschlängelte, gestaute Venen an Innenseiten der Ober- und Unterschenkel
- Spannungsgefühl, Schwere und Schmerzen im betroffenen Bein
- Nächtliche Muskelkrämpfe
- Schwellung der Beine.

Entzündungszeichen
- Haut gerötet und erwärmt
- Schwellung und Schmerzen in der Extremität
- Schmerzhafte, tastbare, derbe Venenstränge und Knoten
- Schüttelfrost, Fieber.

Symptome beim Verschluss tiefer Bein- oder Beckenvenen

Zeichen bei tiefer Venenthrombose
- Schwere, Spannungsgefühl in dem betroffenen Bein
- Belastungsabhängiger Fußsohlenschmerz, Wadenschmerz
- Ziehender Schmerz entlang der Vene
- Schmerz beim Beklopfen der Fußsohle und der Wade
- Haut ist bläulich rot, warm, glänzend
- Schwellung des Beines, Knöchelödem
- Gestörtes Allgemeinbefinden, mäßiges Fieber.

Mögliche Ursachen

- Bewegungseinschränkung, z. B. bei Bettlägerigkeit, Lähmungen
- Venöse Gefäßschäden, z. B. durch Klappenschwäche, Entzündungen, Verletzungen
- Strömungsverlangsamung, z. B. bei Ruhigstellung, Blutverdickung, Flüssigkeitsmangel
- Herz-Kreislauferkrankungen.

Assessment

- Symptome erfassen
- Befinden erfragen
- Bewegungsfähigkeit ermitteln
- Einsatzmöglichkeiten und Bedarf von Hilfsmitteln klären, z. B. Bettbogen, Kompressionsstrümpfe

- Personelle Unterstützungsangebote prüfen, z. B. Hilfe in den Lebensaktivitäten
- Beobachten und beurteilen von:
  - Allgemeinbefinden
  - Schmerzen
  - Körpertemperatur
  - Haut (Farbe, Spannung, Temperatur)
  - Fußpulse
  - Umfangszunahme der Extremität.

Ziele und Beurteilungskriterien zur Überprüfung der Wirksamkeit der Pflege

Der alte Mensch
- führt Aktivitäten im Rahmen seiner Möglichkeiten und Bedürfnisse selbstständig aus
- erhält angemessene Unterstützung und akzeptiert diese
- kennt präventive und therapeutischen Maßnahmen und hält sie ein
- erleidet keine Folgeschäden
- empfindet Linderung bei Beschwerden.

Pflegetherapie

Hilfestellungen

- Nach Erfordernis und Bedarf in eingeschränkten Lebensaktivitäten unterstützen
- Erforderliche Beobachtungs- und Überwachungsmaßnahmen durchführen (☞ Assessment).

Bei oberflächlich gestauten Venen (Varizen)
- Zum Gehen und zu Fußübungen ermuntern, z. B. isometrisches Muskeltraining, Radeln am Bewegungstrainer
- Beim Liegen oder Sitzen die Beine erhöht lagern.

Bei Entzündungszeichen
- Arztbesuch veranlassen und ärztliche Anordnungen ausführen, z. B. Bein hochlagern, Kühlung, Kompressionstherapie.

Bei Thrombosezeichen
- Sofortige Ruhigstellung, Bettende hochstellen, Anstrengungen vermeiden (z. B. beim Stuhlgang)
- Notarzt rufen, weitere Anordnungen befolgen.

Information, Beratung, Anleitung

Nach Erfordernis:
- Über Grund der Ruhigstellung informieren
- Über Bewegungsübungen informieren und dazu anleiten
- Über erforderliche Kompression informieren und dazu anleiten
- Information über Hilfsmittel zur Unterstützung, z. B. Bewegungstrainer, Kompressionsstrümpfe.

4.3.6   Atemnot

Erschwerte Atmung mit Behinderung der Ein- oder Ausatmung. Beeinträchtigung der Teilnahme am gesellschaftlichen Leben, der Sicherheit und der Selbstversorgung.

Symptome

- Kurzatmigkeit und Beschwerden beim Ein- und Ausatmen
- Husten und Atemgeräusche
- Veränderungen der Atemtiefe, Frequenz oder Rhythmus
- Dyspnoe, Tachypnoe, Sputum
- Zyanose
- Schwäche, Kraftlosigkeit (☞ 4.2.2)
- Schmerzen beim Atmen
- Unruhe, Erstickungs- und Todesangst
- Verstärkter Gebrauch der Atemhilfsmuskulatur, Nasenflügel, Lippenbremse.

Mögliche Ursachen

- Lungenerkrankungen, akut oder chronisch
- Herzkreislauferkrankungen
- Schmerzen durch Verletzungen
- Medikamente, z. B. Sedativa, Psychopharmaka, Schmerzmittel
- Zentrale Störungen (Sterbende)
- Überanstrengung.

Assessment

- Ursachen abklären, ggf. zu ärztlicher Diagnostik raten, veranlassen
- Befinden erfassen
- Leistungsfähigkeit und Einschränkungen erfassen
- Symptome beobachten und beurteilen:
  - Atmung: Frequenz, Rhythmus, Tiefe, Geräusche
  - Schmerzen
  - Sputum
- Bedarf an Hilfsmitteln wie Inhalator, Sauerstoffgerät und Lagerungshilfsmittel erfassen
- Bedarf an personeller Hilfe erfassen.

Ziele und Beurteilungskriterien zur Überprüfung der Wirksamkeit der Pflege

Der alte Mensch
- erhält angemessene Unterstützung
- empfindet Erleichterung beim Atmen und äußert Wohlbefinden
- führt seine täglichen Verrichtungen im Rahmen seiner Möglichkeiten und Leistungsfähigkeit durch.

Pflegetherapie

Hilfestellungen

- Unterstützung anbieten bei täglichen Verrichtungen
- Hilfe anbieten bei akuter Atemnot, z. B.
  - Nähe der AltenpflegerIn
  - Frischluftzufuhr
  - Oberkörperhochlagerung
  - Beengende Kleidung öffnen
  - Asthmaspray nach Verordnung
  - Ausführen ärztlicher Verordnungen, z. B. Inhalation, Sauerstoffgabe, Medikamente
- Atemunterstützende Maßnahmen anbieten
  - Lagerungen, z. B. Oberkörperhochlagerung, seitliche Dehnlagerung
  - Haltungsveränderung, z. B. Kutschersitz
  - Rhythmische Einreibungen
  - Zu Atemübungen anleiten, z. B. singen, mehrmals täglich tiefes Aus- und Einatmen, Watte wegblasen
  - Reichlich warme Flüssigkeitszufuhr, schleimlösende Tees anbieten
  - Raumluft befeuchten
  - Unterstützung beim Abhusten durch Anleitung
  - Spaziergang an frischer Luft.

Information, Beratung, Anleitung

- Atemtechniken zur Reduktion der Atemwegsverengung üben, z. B. Lippenbremse (durch die locker aufeinander liegenden Lippen geräuschlos ausatmen), gähnend einatmen, langsam einatmen und kurz die Luft anhalten
- Zu atemerleichternden Haltungen anleiten, z. B. Kutschersitz oder in sitzender Haltung die Unterarme auf den Tisch legen, um so die Funktion der Atemhilfsmuskulatur zu unterstützen
- Zu Inhalation, Atemtraining mit Hilfsmitteln wie Giebel-Rohr anleiten
- Umgang mit Spray üben.

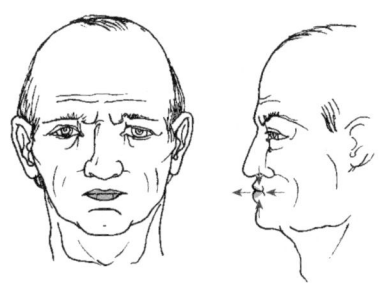

Abb. 9: Bei der sognannten „Lippenbremse" wird der alte Mensch aufgefordert, langsam durch die Nase ein- und gleichmäßig ohne Pressen durch die geschlossenen Lippen auszuatmen. [L215]

4.3.7   Eingeschränkte Selbstreinigungsfunktion der Atemwege

Unfähigkeit zur wirkungsvollen Entfernung von Sekret aus den Atemwegen.

Symptome

Der alte Mensch
- hat Atemgeräusche wie Rasseln, Brodeln, Pfeifen, Giemen
- kann Sekret aus den oberen Atemwegen (Rachenraum) nicht selbstständig entfernen
- kann Sekret aus den unteren Atemwegen (Bronchien) nicht angemessen abhusten
- hat verschleimte Atemwege.

Mögliche Ursachen

- Erkrankungen der Atemwege mit erhöhter Schleimbildung, z. B. Bronchitis, Asthma, Tracheotomie
- Herz-Kreislauferkrankungen
- Schmerzen im Brust- oder Bauchbereich mit flacher Atmung
- Immobilität mit flacher Atmung
- Schwäche, z. B. durch Sedierung.

Assessment

- Ursachen abklären
- Befinden erfassen
- Leistungsfähigkeit und Einschränkungen erfassen
- Symptome beobachten und beurteilen:
    - Atmung bzgl. Frequenz, Rhythmus, Tiefe, Geräusche
    - Schmerzen
    - Sputumveränderungen
- Bedarf an Unterstützung erfassen, z. B. Maßnahmen zum Abhusten, Sekretabsaugen
- Bedarf und Hilfsmitteln wie Inhalator, Sauerstoffgerät, Absauggerät, Sputumbecher und Lagerungshilfsmittel erfassen
- Bedarf an personeller Hilfe bei allen Verrichtungen erfassen.

Ziele und Beurteilungskriterien zur Überprüfung der Wirksamkeit der Pflege

Der alte Mensch
- erhält angemessene Unterstützung beim Abhusten und bei Verrichtungen des täglichen Lebens
- empfindet Erleichterung beim Atmen und Abhusten
- führt seine täglichen Verrichtungen im Rahmen seiner Möglichkeiten und Leistungsfähigkeit durch

- erleidet keine Folgeschäden wie z. B. Aspiration oder Pneumonie
- kennt Techniken zum Abhusten und Atemübungen und kann diese einsetzen
- nutzt Hilfsmittel angemessen.

Pflegetherapie

Hilfestellungen

- Unterstützung anbieten zum Abhusten, z. B. Anleiten beim Abhusten, rhytmische Einreibungen, Hände zur Unterstützung auf den Brustkorb legen
- Unterstützung anbieten bei täglichen Verrichtungen
- Atemerleichternde Lagerungen und Haltungen zur Verbesserung der Belüftung und der Sekretentleerung ermöglichen
- Sekret aus Rachen absaugen
- Raumluft anfeuchten
- Schleimlösende Tees anbieten, z. B. Huflattich, Spitzwegerich
- 1,5 – 2 Liter Flüssigkeit täglich anbieten
- Sorgfältige Mundhygiene ermöglichen oder durchführen
- Nach Arztanordnung: Vibrationsbehandlung, Inhalation und Absaugen aus Tracheostoma.

Information, Beratung, Anleitung

- Zum Abhusten anleiten, zu Atemübungen, atemunterstützenden Haltungen und Lagerungen.

4.4 Pflegediagnosen im Bereich „Essen und Trinken"

4.4.1 Untergewicht

> Die tägliche Nährstoffaufnahme entspricht nicht dem Energiebedarf des Körpers, es kommt zur Gewichtsabnahme.

Symptome

- Unzureichender Ernährungs- und Allgemeinzustand
- Tiefliegende Augen, hervorstehende Knochen, fehlende Fettpolster
- Körpergewicht entspricht nicht der Körpergröße (Body-Mass-Index, BMI $\leq$ 23)
- Schwächegefühl und Erschöpfung.

Mögliche Ursachen

- Appetitlosigkeit
- Unzureichende Nahrungszufuhr
- Verdauungs- und Ernährungsstörungen, Unverträglichkeiten
- Erschwertes Kauen, z. B. durch Zahnkaries, schlecht sitzende oder fehlende Zahnprothesen
- Entzündung der Mundschleimhaut
- Vorlieben, Abneigungen
- Verändertes, fehlendes Geschmacksempfinden
- Unzureichende Möglichkeit, sich Nahrung zu beschaffen oder zuzubereiten
- Wissensdefizit über den täglichen Nährstoffbedarf
- Körperliche Erkrankungen, z. B. Tumore, Erkrankungen des Magen-Darm-Traktes
- Psychische Erkrankungen, z. B. Depression
- Verwirrtheit.

Assessment

- Ursachen und individuelle Ressourcen erfassen
- Befinden und Störungen erfragen
- Einsatzmöglichkeiten und Bedarf von Hilfsmitteln klären, z. B. Esshilfen, Prothese
- Ess- und Trinkgewohnheiten, Appetit beobachten
- Wissen über den Nährstoffbedarf prüfen
- Unverträglichkeiten beobachten
- Gewichtskontrollen durchführen
- Bewusstseinszustand und Orientierung erfassen
- Grad der Selbstständigkeit und Bedarf an personeller Hilfe erfassen.

Ziele und Beurteilungskriterien zur Überprüfung der Wirksamkeit der Pflege

Der alte Mensch
- erhält erforderliche Unterstützung und kann sie akzeptieren
- hat einen angemessenen Ernährungs- und Kräftezustand

- versteht erforderliche Maßnahmen
- nimmt nicht an Gewicht ab
- hat Appetit und fühlt sich kräftiger
- nimmt nach Erfordernis an Gewicht zu
- kann die angebotenen Speisen und Getränke vertragen und essen
- erleidet keine Folgeschäden.

Pflegetherapie

Hilfestellungen

- Regelmäßig Gewicht und Kräftezustand, Bewusstsein und Orientierung kontrollieren
- Angemessene Hilfe anbieten, z.B. bei Erbrechen oder bei Diarrhoe. Auslösende Ursachen vermeiden
- Angemessene Kost- und Ernährungsform durch Arzt veranlassen, z.B. Sondennahrung
- Ärztliche Verordnungen ausführen
- Unterstützung bei der Nahrungsaufnahme und -zubereitung anbieten, z.B.
  - Hilfsmittel zum Essen und Trinken einsetzen
  - Nahrung anreichen
  - Prothese prüfen und ggf. Korrekturen veranlassen
  - Umgebung, in der die Mahlzeiten eingenommen werden, ansprechend gestalten
  - Wunschkost anbieten
  - Häufigere, kleinere Mahlzeiten über den Tag verteilt anbieten (Plan erstellen)
  - Mundpflege vor und nach der Nahrungsaufnahme anbieten.

Information, Beratung, Anleitung

- Über Nährstoffbedarf informieren und über Kost- und Ernährungsformen beraten
- Zu erforderlichen Maßnahmen informieren
- Bei der Nahrungsaufnahme anleiten, z.B. durch Handführung.

4.4.2   Übergewicht

Erhöhtes Körpergewicht im Verhältnis zur Körpergröße mit Gefahren für die Gesundheit.

Symptome

- Körpergewicht des alten Menschen liegt nach der Broca-Formel mit 10 % − 20 % über dem Idealgewicht (BMI ≥ 26)
- Übermäßige Fettpolster
- Belastungszeichen wie Dyspnoe, Husten, Gesichtsrötung bei Anstrengung, Schwitzen
- Körperliche Schwäche.

Mögliche Ursachen

- Nahrungsaufnahme entspricht nicht dem Bedarf, Fehl- oder Überernährung, z. B. zu viel, zu oft, zu fett, zu süß
- Gesteigerter Appetit
- Eingeschränkte Beweglichkeit, Bewegungsmangel
- Einseitige Ernährungssgewohnheit, Vorlieben
- Hormonelle Störungen
- Erkrankungen mit z. B. Oedemen, Aszites.

Assessment

- Ursachen klären und individuelle Ressourcen ermitteln
- Körpergewicht nach BMI (Body-Mass-Index) beurteilen
- Gewichtskontrollen durchführen
- Befinden und Störungen erfragen
- Unterstützungsbedarf klären
- Ess- und Trinkgewohnheiten, Appetit beobachten
- Wissen über den Nährstoffbedarf prüfen.

Ziele und Beurteilungskriterien zur Überprüfung der Wirksamkeit der Pflege

Der alte Mensch
- erhält erforderliche Unterstützung, z. B. bei der Auswahl, der Beschaffenheit und Menge der Nahrung, bei Gewichtsabnahme
- zeigt Veränderungen in den Essgewohnheiten
- hat einen angemessenen Ernährungs- und Kräftezustand
- versteht erforderliche Maßnahmen
- nimmt nach Erfordernis an Gewicht ab
- fühlt sich wohl
- kann die ihm angebotenen Speisen und Getränke vertragen und essen
- erleidet keine Folgeschäden
- ist körperlich angemessen aktiv, z. B. duch Spaziergänge oder Gymnastik.

Pflegetherapie

Hilfestellungen

- Gemeinsam Ess- und Trinkgewohnheiten analysieren
- Gemeinsam Reduktionskost planen, Ernährungsberatung veranlassen
- Gemeinsam Steigerung der körperlichen Aktivität planen, z.B. durch Spaziergang oder Gymnastik
- Nach Bedarf bei Belastungszeichen unterstützen
- Ärztliche Verordnungen ausführen.

Information, Beratung, Anleitung

- Über Vorteile und Möglichkeiten der Gewichtsreduktion informieren
- Über therapeutische Hilfe beraten, z.B. Ernährungsberatung.

4.4.3   Irritationen der Mundschleimhaut

Veränderungen der Schleimhäute in der Mundhöhle mit Schmerzen und Schluckbeschwerden.

Symptome

- Schmerzen oder unangenehmes Gefühl im Mund und beim Schlucken
- Schluckbeschwerden
- Zunge ist belegt, trocken, rissig
- Lippen sind trocken, rissig
- verminderter Speichelfluss, Mundgeruch
- Mundschleimhaut:
  - Bläschen
  - Beläge
  - Blutungen
  - Ulzerationen.

Mögliche Ursachen

- Unterernährung, Flüssigkeitsdefizit
- Nahrungskarenz
- Ernährung über Magensonde
- Mangelnder Speichelfluss
- Mundatmung
- Unzureichende Mundhygiene
- Nebenwirkungen von Medikamenten, z. B. Psychopharmaka

Assessment

- Ursachen und individuelle Ressourcen erfassen
- Befinden erfragen
- Zustand von Mundschleimhaut, Zunge und Sitz der Zahnprothese beobachten (Inspektion mit Taschenlampe)
- Schmerzäußerungen erfassen
- Ernährung, Flüssigkeitszufuhr und Medikamentenverordnung prüfen
- Hilfebedarf erfassen.

Ziele und Beurteilungskriterien zur Überprüfung der Wirksamkeit der Pflege

Der alte Mensch
- erhält angemessene Unterstützung bei der Mund- und Zahnpflege sowie der Nahrungsaufnahme
- empfindet Erleichterung seiner Beschwerden
- hat eine feuchte, rosa und intakte Mundschleimhaut

- kann besser schlucken
- kann die tägliche Mund- und Zahnpflege im Rahmen seiner Möglichkeiten selbstständig durchführen
- kennt Möglichkeiten der Mundpflege und gesunden Ernährung, um die Mundschleimhaut intakt zu halten
- äußert Wohlbefinden und Schmerzfreiheit.

Pflegetherapie

Hilfestellungen

- Unterstützung anbieten bei der Nahrungsaufnahme und Mundpflege
- Nahrungsmittel entsprechend anpassen, z. B. weiche und milde Speisen
- Mundhygiene vor und nach jeder Mahlzeit anbieten, z. B. Zähne putzen, Zahnprothesenpflege
- Mundpflegeset bereitstellen, Lippen und Mundhöhle feucht halten und fetten, z. B. künstlicher Speichel, Butter
- Für regelmäßige Mundpflege sorgen, Beläge z. B. mit Butter, Zitronenscheiben, Rosenhonig entfernen
- Für ausreichende Flüssigkeitszufuhr (1,5 – 2 l) sorgen (bereitstellen, verabreichen)
- Für ausreichende Luftbefeuchtung sorgen
- Arztanordnungen, z. B. Mundspülung durchführen.

Information, Beratung, Anleitung

Zur adäquaten Mundpflege anleiten.

4.4.4   Flüssigkeitsmangel

Flüssigkeitsmangel im Organismus durch Flüssigkeitsverlust oder unzureichende Flüssigkeitszufuhr.

Symptome

- Rissige Lippen
- Raue, borkige Zunge
- Erschwertes Sprechen
- Verminderter Spannungszustand der Haut
- „Stehende" Hautfalten
- Niedriger Blutdruck, schneller Puls
- Verminderte Urinausscheidung
- Tief liegende Augen
- Trockene Schleimhäute
- Schwäche, Müdigkeit und Benommenheit
- Eingeschränkte Orientierung
- Gewichtsverlust.

Mögliche Ursachen

- Mangelndes Durstgefühl
- Wissensdefizit bezüglich des Flüssigkeitsbedarfes
- Vermehrte Harnausscheidung, z. B. bei erhöhtem Blutzuckerwert (Diabetes mellitus), entwässernde Medikamente
- Erhöhter Flüssigkeitsbedarf, z. B. bei Fieber (☞ 4.3.1)
- Flüssigkeitsverlust durch Erbrechen, Diarrhoe
- Schluckstörungen (☞ 4.4.7)
- Verwirrtheit
- Körperlicher Einschränkungen, die das Trinken erschweren.

Assessment

- Ursachen und individuelle Ressourcen klären
- Befinden erfragen
- Vorlieben bei Getränken erfragen
- Einsatzmöglichkeiten und Bedarf an Trinkhilfen klären
- Grad der Selbstständigkeit und Bedarf an personeller Hilfe klären
- Ein- und Ausfuhrkontrollen, Flüssigkeitsbilanzierung durchführen
- Auscheidungen (Stuhl, Urin) beobachten
- Vitalzeichenkontrollen nach Bedarf durchführen
- Orientierung, Hautturgor und Zustand der Schleimhäute erfassen.

Ziele und Beurteilungskriterien zur Überprüfung der Wirksamkeit der Pflege

Der alte Mensch
- erhält erforderliche Unterstützung und kann sie akzeptieren
- trinkt mindestens 1,5 – 2 l
- hat keinen Durst oder Zeichen von Dehydration
- ist orientiert und fühlt sich kräftiger
- verträgt die ihm angebotenen Getränke
- erleidet keine Folgeschäden.

Pflegetherapie

Hilfestellungen

- Unterstützung beim Trinken anbieten
- Hilfsmittel zum Trinken nach Bedarf anbieten, z. B. Trinkbecher mit Deckel (☞ Abb. 10)
- Angemessene Getränke anbieten, in Reichweite stellen, zum regelmäßigen Trinken ermuntern
- Mundpflege anbieten, durchführen
- Hautpflege anbieten, durchführen
- Hilfestellung bei den täglichen Aktivitäten, z. B. beim Bewegen, Lagerungswechsel
- Sicherheitsmaßnahmen einleiten bei Verwirrtheitszuständen
- Luftbefeuchtung und angemessene Raumtemperatur ermöglichen
- Überwärmung und Unterkühlung verhindern
- Ausführung ärztlicher Anordnung wie Infusionen, Sondenernährung.

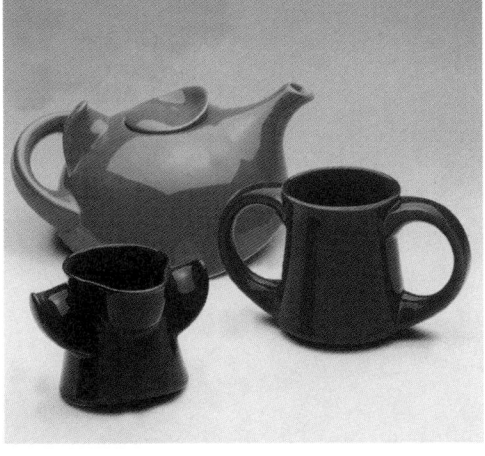 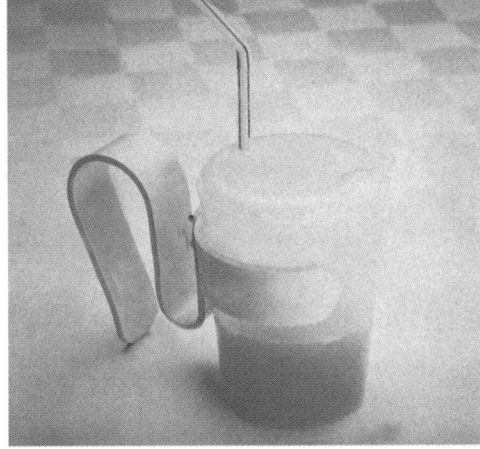

Abb. 10: Trinkbecher mit unterschiedlichen Haltegriffen und mit Deckel [V121]

4.4.5   Flüssigkeitsansammlung im Gewebe

Zustand, bei dem es lokal oder auf den ganzen Körper bezogen zu übermäßigen wässrigen Flüssigkeitsansammlungen im Gewebe kommt.

Symptome

- Ödeme an den Fußknöcheln („dicke Beine"), bei Bettruhe im Kreuzbeinbereich bei Rechtsherzinsuffizienz, in der Lunge bei Linksherzinsuffizienz, im lockeren Bindegewebe, z. B. an den Augenlidern bei Nierenerkrankungen
- Zunahme des Leibesumfangs bei Wasseransammlung in der Bauchhöhle (Aszites)
- Gewichtszunahme
- Verminderte Harnausscheidung (Oligurie), Nykturie
- Dyspnoe und Atemgeräusche (Rasseln) bei Lungenödem.

Mögliche Ursachen

- Eingeschränkte Herzleistung, z. B. bei Herzinsuffizienz
- Eiweißmangel durch
  - erhöhte Eiweißausscheidung z. B. bei chronischer Niereninsuffizienz
  - verringerte Eiweißbildung bei Lebererkrankungen, z. B. Leberzirrhose
  - Auszehrende Erkrankungen, z. B. Kachexie bei Krebserkrankungen
- Allergien
- Lymphödem durch Abflussbehinderung der Lymphflüssigkeit, z. B. nach Brust- und Lymphknotenentfernung bei Mammakarzinom
- Schilddrüsenunterfunktion (Myxödem).

Assessment

- Ein- und Ausfuhr kontrollieren, Flüssigkeit bilanzieren
- Vitalzeichen überwachen
- Gewicht regelmäßig kontrollieren, Umfänge messen
- Atemgeräusche, Hautturgor und Bewusstsein beobachten
- Befinden erfragen
- Grad der Selbstständigkeit und Unterstützungsbedarf erfassen.

Ziele und Beurteilungskriterien zur Überprüfung der Wirksamkeit der Pflege

Der alte Mensch
- scheidet angemessen Urin aus
- sein Gewicht normalisiert sich, die Ödeme nehmen ab
- sein Puls und Blutdruck sind im Normbereich
- ist zur Person, Umgebung und Zeit orientiert
- ist beschwerdefrei
- führt seine täglichen Aktivitäten selbstständig oder mit angemessener Unterstützung durch.

Pflegetherapie

Hilfestellungen

- Bei Zeichen von Flüssigkeitseinlagerungen ÄrztIn informieren
- Unterstützung nach Bedarf bei täglichen Verrichtungen anbieten
- Folgeschäden verhindern durch z.B. Hilfe beim Lagewechsel, Hautpflege
- Bei Atemnot Oberkörperhoch- und Beintieflagerung
- Ein- und Ausscheidungsprotokoll führen, Trinkmenge nach Verordnung
- Ärztliche Anordnungen ausführen und überwachen, z.B. Trinkmenge, Diät, Medikamente.

Information, Beratung, Anleitung

- Information und Beratung bei der Ernährung je nach verursachender Erkrankung (Arztrücksprache).

4.4.6   Selbstversorgungsdefizit bei der Ernährung

> Beeinträchtigte Fähigkeit, Getränke und Nahrungsmittel selbstständig zu beschaffen, zuzubereiten, zu sich zu nehmen.

Symptome

- Unzureichender Ernährungs- und Kräftezustand, Kraftlosigkeit (☞ 4.2.2)
- Teilnahmslosigkeit
- Hunger, Durst
- Zeichen von Flüssigkeitsmangel und Untergewicht (☞ 4.4.4 und 4.4.1).

Mögliche Ursachen

- Körperliche oder geistige Unfähigkeit, sich Nahrung zu beschaffen, diese zuzubereiten und zu sich zu nehmen
- Psychische Erkrankungen, fehlende Motivation, Verwahrlosung
- Schmerzen (☞ 4.12.1)
- Fehlende Hilfsmittel, z. B. Ess- und Trinkhilfen, Brille, Gehilfen.

Assessment

- Ursachen und individuelle Ressourcen erfassen
- Befinden und Störungen erfragen
- Ernährungsgewohnheiten ermitteln
- Vorhandene Hilfsmittel und Hilfsmittelbedarf erfassen
- Psychische Verfassung, Schmerzen, Beweglichkeit, Orientierungs-, Bewusstseinsveränderungen und Gewicht erfassen
- Grad der Einschränkung und Unterstützungsbedarf erfassen.

Ziele und Beurteilungkriterien zur Überprüfung der Wirksamkeit der Pflege

Der alte Mensch
- erhält erforderliche Unterstützung und akzeptiert diese
- hat einen angemessenen Kräfte- und Ernährungszustand
- äußert Zufriedenheit im Hinblick auf seine Ernährung
- findet Berücksichtigung in seinen Ernährungsgewohnheiten
- kann korrekt mit Hilfsmitteln umgehen.

Pflegetherapie

Hilfestellungen

- Nahrungsmittel nach Erfordernis beschaffen, zubereiten, bereitstellen
- Bereitstellen von Ess- und Trinkhilfen (☞ Abb. 11)
- Unterstützen, eine aufrechte Haltung beim Essen einzunehmen

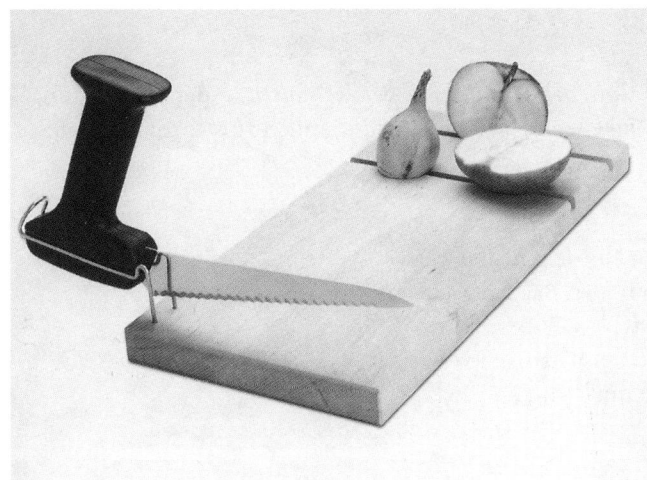

Abb. 11: Speziell für Menschen mit wenig Kraft und ein-geschränkter Beweglichkeit wurde dieses Messer entwickelt. [V121]

- Nahrungsmittel den Bedürfnissen entsprechend zerkleinern
- Personelle Hilfestellung geben bei den Mahlzeiten und genügend Zeit einplanen
- Gemeinsam Ernährungsplan erstellen
- Mundpflege nach der Nahrungseinnahme ermöglichen.

Information, Beratung, Anleitung

- Über zuliefernde Dienste im ambulanten Bereich informieren
- Zum Zubereiten der Nahrung beraten und anleiten
- Zum Gebrauch von Hilfsmitteln beraten und anleiten.

4.4.7   Schluckstörung

> Zustand mit Gefahr der Aspiration, bei dem der alte Mensch nicht in der Lage ist, unge-
> hindert zu schlucken, um Flüssigkeiten oder feste Nahrungsmittel zu sich zu nehmen.

Symptome

- Speichel oder Essenreste fließen aus dem Mund
- Ansammlung von Speiseresten in den Backentaschen und am Gaumen
- Primitive Beiß- und Saugreflexe
- Mund wird nicht geöffnet, Essen und Trinken verweigert
- Häufiges Verschlucken, Husten und Würgen
- Schmerzen beim Schlucken.

Mögliche Ursachen

- Entzündliche Erkrankungen im Mund- und Rachenbereich
- Verletzungen im Mund-, Kiefer-, Zahnbereich, z. B. Frakturen
- Neurologische Erkrankungen, z. B. Schlaganfall, M. Parkinson, Multiple Sklerose
- Entzündungen im Mund- und Rachenraum
- Erschöpfung, Müdigkeit
- Bewusstseinseinschränkung, Verwirrtheitszustände.

Assessment

- Mögliche Ursachen und individuelle Ressourcen erfassen
- Befinden und Störungen erfragen
- Einsatzmöglichkeiten und Bedarf von Hilfsmitteln klären, z. B. Esshilfen, Lagerungshilfen
- Grad der Selbstständigkeit und Bedarf an personeller Hilfe erfassen
- Schluckakt, Atmung, Bewusstsein beobachten
- Inspektion und Beurteilung von Mund- und Rachenraum.

Ziele und Beurteilungskriterien zur Überprüfung der Wirksamkeit der Pflege

Der alte Mensch
- erhält erforderliche Unterstützung und kann diese akzeptieren
- nimmt ausreichend Nahrung und Flüssigkeit auf
- hält sein gewünschtes Körpergewicht
- erleidet keine Folgeschäden
- kann die angebotenen Speisen und Getränke schlucken.

Pflegetherapie

Hilfestellungen

- Übungen zur Stimulation des Schluckreflexes, z. B. mit Zahnspiegel oder Löffelstiel
- Schlucktraining mit dickflüssiger Kost auf einem Löffel
- Trinkversuch mit dickflüssigen Getränken, Strohhalm
- Bei der Nahrungseinnahme anwesend sein
- Ärztliche Anordnungen ausführen, z. B. Verabreichen von Sondenkost
- Angemessene Hilfestellungen anbieten, z. B.:
  - Sitzende Körperhaltung beim Schlucken unterstützen (Kopf ist leicht vorgebeugt)
  - Sitz der Zahnprothese prüfen
  - Anpassung der Nahrung an die Bedürfnisse des alten Menschen
  - Hilfsmittel beim Essen anbieten, z. B. rutschfeste Teller mit hohem Rand, Besteck mit Griffverstärkung und Trinkbecher mit Handgriff, um selbstständiges Essen und Trinken zu fördern
  - Beim Anreichen der Nahrung nur wenig auf den Löffel nehmen
  - Darauf achten, dass der Mund beim Schlucken geschlossen ist, evtl. mit der Hand den Unterkiefer vorsichtig hochdrücken
  - Nach jedem Bissen zum Nachschlucken auffordern, Kehlkopfbewegung beachten
  - Ausreichend Zeit zur Verfügung stellen
  - Nahrungsreste und Sekret aus dem Rachenraum entfernen
  - Nach dem Essen sorgfältige Mundpflege durchführen.

Information, Beratung, Anleitung

Anleitung des Betroffenen sowie Kontaktpersonen zur Unterstützung bei Ess- und Trink-training.

4.5   Pflegediagnosen im Bereich „Ausscheiden"

4.5.1   Obstipation

> Verzögerte oder mangelhafte Darmentleerung mit harter Stuhlkonsistenz alle 3 – 4 Tage oder seltener.

Symptome

- Verzögerte Darmentleerung
- Krampfartige Schmerzen bei der Entleerung
- Starkes Pressen zur Entleerung
- Geringe Stuhlmengen mit längeren Zeitabständen zwischen den Ausscheidungen
- Trockener, harter Stuhl
- Völlegefühl, Übelkeit, Druckgefühl im Bauchraum
- Geblähter Bauch
- Appetitlosigkeit, evtl. belegte Zunge.

Mögliche Ursachen

- Ballaststoffarme Kost, zu wenig Flüssigkeit
- Mangelnde Bewegung, Immobilität
- Unterdrückung des Defäkationsreizes
- Missbrauch von Abführmitteln
- Änderung der Lebensgewohnheiten, z.B. Zeit, Klima, Ernährung
- Fieberhafte Erkrankungen
- Erkrankungen der Analregion oder des Darms, z.B. Polypen, Tumore
- Peristaltikstörungen
- Psychische Erkrankungen, z.B. Depression
- Medikamentennebenwirkungen, z.B. Antidepressiva, Opiate.

Assessment

- Ursachen und individuelle Ressourcen erfassen
- Befinden erfragen
- Unterstützungsbedarf klären
- Stuhl nach Menge, Häufigkeit und Beschaffenheit beurteilen
- Schmerzen bei der Entleerung erfassen
- Appetit, Ernährungsgewohnheiten und Flüssigkeitszufuhr ermitteln
- Grad der Aktivität und Lebensgewohnheiten ermitteln
- Medikamente auf Nebenwirkung prüfen
- Grad der Orientierung erfassen
- Grad der Selbstständigkeit beim Ausscheiden erfassen.

Ziele und Beurteilungskriterien zur Überprüfung der Wirksamkeit der Pflege

Der alte Mensch
- kann Stuhl regelmäßig und beschwerdefrei absetzen
- erhält angemessene Unterstützung
- erleidet keine Komplikationen, z. B. Blutung, Ileus
- nimmt balaststoffreiche Kost und genügend Flüssigkeit zu sich (mind. 2l/Tag)
- vermeidet den Gebrauch von Abführmitteln
- bewegt sich angemessen
- kennt Unterstüzungsmöglichkeiten und nutzt diese.

Pflegetherapie

Hilfestellungen

- Hilfen zur Erleichterung bei Beschwerden anbieten, z. B. Colonmassage
- Auf ärztliche Anordnung Klistier verabreichen
- Hilfe zur Vermeidung von Beschwerden anbieten, z. B. regelmäßige Verabreichung von Leinsamen, Weizenkleie, Milchzucker
- Umstellen der Kost auf Ernährung mit reichlich Ballaststoffen, z. B. Früchte, Gemüse, Vollkornprodukte
- Unterstützung zu ausreichender Flüssigkeitszufuhr von mindestens 2l pro Tag
- Regelmäßigen Gang zur Toilette fördern, ggf. Begleitung und Orientierungshilfe
- Für Ruhe und Zeit zur Stuhlentleerung sorgen
- Intimsphäre (Sichtschutz) beim Ausscheiden wahren
- Therapeutische Hilfe durch Ernährungsberatung.

Information, Beratung, Anleitung

- Über Gefahren von Abführmitteln informieren
- Über Möglichkeiten therapeutischer Ernährungsberatung informieren
- Über obstipationsvermeidende Lebensweise informieren (z. B. Bewegung).

4.5.2 Diarrhoe

Ungeformte, wässrige Stuhlausscheidung mehr als 3-mal täglich.

Symptome

- Krampfartige Schmerzen im Bauchraum
- Ungeformte, wässrige Stuhlausscheidung mehr als 3 x pro Tag
- Darmgeräusche, verstärkte Darmmotorik
- Geblähter Bauch
- Starker Stuhldrang
- Appetitlosigkeit, Kraftlosigkeit.

Mögliche Ursachen

- Infektionen des Magen-Darmtraktes
- Nebenwirkungen von Medikamenten, z. B. Antibiotika
- Abführmittelgebrauch
- Erkrankungen des Verdauungstraktes, z. B. Divertikulose, Magenerkrankungen, Pankreatitis
- Angst, Stress
- Unverträglichkeit von Nahrungsmitteln, z. B. Lebensmittelvergiftungen, Allergien
- Kältereiz, kalte Getränke.

Assessment

- Mögliche Ursachen und individuelle Ressourcen erfassen
- Befinden erfragen und einschätzen
- Menge, Häufigkeit, Beschaffenheit der Ausscheidungen beobachten
- Allgemeinzustand beobachten und beurteilen
- Nahrungsunverträglichkeiten erfassen
- Lebensgewohnheiten und Medikamentenkonsum prüfen.

Ziele und Beurteilungskriterien zur Überprüfung der Wirksamkeit der Pflege

Der alte Mensch
- hat normale Stuhlausscheidung
- äußert, dass er den möglichen Zusammenhang zwischen Diarrhoe und Angst oder Stress versteht
- erhält bedarfsgerechte Unterstützung beim Ausscheiden
- vermeidet unverträgliche Nahrungsmittel
- nimmt keine Abführmittel ein
- hat keine Folgeschäden.

Pflegetherapie

Hilfestellungen

- Unterstützung z. B. beim Reinigen, beim Gang zur Toilette, zum Gebrauch des Toilettenstuhls oder Steckbeckens
- Sorgfältige Haut-, Körper- und Wäschepflege
- Bei körperlicher Schwäche Unterstützung bei allen Verrichtungen
- Für reichliche Flüssigkeitszufuhr sorgen, angemessene Getränke anbieten
- Überwachen der Vitalzeichen und des Allgemeinzustandes
- Ärztliche Anordnungen ausführen, z. B. Medikamente oder feucht-warme Umschläge bei Schmerzen verabreichen
- Verabreichung von angemessener Kost, z. B. geriebene Äpfel, Bananen, Suppen, Salzstangen (Salziges, um Elektrolytverluste auszugleichen)
- Bei bewegungseingeschränkten alten Menschen Toilettenstuhl oder Steckbecken bereitstellen.

Information, Beratung, Anleitung

- Über ausreichende Flüssigkeitszufuhr informieren
- Bei Durchfällen durch Nahrungsmittelunverträglichkeit beraten und Unverträglichkeitsliste erstellen
- Ggf. über Aufbewahrung und Verderblichkeit von Lebensmitteln informieren.

4.5.3   Stuhlinkontinenz

Zustand, bei dem es zu unkontrolliertem Stuhlabgang kommt.

Symptome

- Kontrollverlust für Abgang von Stuhl und Winden
- Unfähigkeit, den Stuhldrang willkürlich zurückzuhalten.

Mögliche Ursachen

- Muskuläre Ursachen, z.B. mangelnde Verschlusskraft des Schließmuskels, Beckenboden-senkung, Überdehnung durch Obstipation, Erkrankungen
- Neurologische Erkrankungen, z.B. Multiple Sklerose, Demenz, Querschnittslähmung
- Psychische Belastungen und Erkrankungen, z.B. Einweisung ins Altenheim, Angst, Psychosen.

Assessment

- Ursachen und individuelle Ressourcen erfassen
- Ausscheidungsgewohnheiten ermitteln
- Häufigkeit und Menge der Ausscheidungen erfassen
- Hautzustand in der Analregion erfassen
- Befinden, Bedürfnisse erfragen
- Bedarf an Hilfsmitteln erfassen, z.B. Inkontinenzeinlagen, Toilettenstuhl
- Grad der Einschränkung und Unterstützungsbedarf erfassen
- Psychische Verfassung, Orientierung, Bewusstseinslage prüfen.

Ziele und Beurteilungskriterien für Überprüfung der Wirksamkeit der Pflege

Der alte Mensch
- wird angemessen überwacht und erleidet keine Haut- und andere Folgeschäden
- erhält erforderliche Unterstützung und akzeptiert diese
- akzeptiert seine Einschränkung
- bewahrt seine Selbstachtung und Würde
- verbessert die Kontrolle über seine Ausscheidung im Rahmen seiner Möglichkeiten.

Pflegetherapie

Hilfestellungen

- Beim Darmtraining unterstützen
- Kontrollierte Stuhlentleerung erreichen durch Maßnahmen wie z.B. morgendliche Darm-massage nach Getränkverabreichung
- Für angemessene Intimsphäre sorgen
- Toilettengang regelmäßig einplanen und unterstützen

- Hilfestellung und Intimpflege nach Stuhlverschmutzung, Intertrigoprophylaxe
- Hilfsmittel bei Inkontinenz einsetzen, z. B. Inkontinenzeinlagen, Slips
- Hilfen bei der Toilettenbenutzung verwenden, z. B. Sitzerhöhung, Halterungen, Aufsteh-hilfen
- Wege zur Toilette kennzeichnen.

Information, Beratung, Anleitung

- Über Inkontinenzhilfsmittel und deren Anwendung informieren
- Über Darmtraining informieren und dazu anleiten
- Zum Gebrauch von Hilfsmitteln wie z. B. Toilettenstuhl oder Steckbecken anleiten
- Über therapeutische Unterstützungsangebote beraten
- Über geeignete Kleidung beraten.

4.5.4   Harninkontinenz (verschiedene Formen)

Unkontrollierter Urinabgang. Je nach Ursache verschiedene Formen: Stress-, Drang-, Reflex- und Überlaufinkontinenz sowie Harninkontinenz aufgrund psychosozialer Faktoren.

Symptome bei Stressinkontinenz

- Abgang kleiner Urinmengen ohne Harndrang
- Urinabgang bei Husten, Pressen, Niesen und schwerem Heben
- Urinabgang beim Stehen, Bewegen, Aufstehen
- Urinabgang im Liegen.

Mögliche Ursachen

- Unzureichender Blasenverschluss durch Muskelschwäche, z. B. durch Geburten, schwere körperliche Arbeit
- Drucksteigerung im Bauchraum durch Husten, Lachen, Heben oder Bücken
- Übergewicht.

Symptome bei Dranginkontinenz

- Starker Harndrang, unfreiwilliger Urinabgang im Strahl
- Häufiges Wasserlassen auch nachts
- Brennen beim Wasserlassen.

Mögliche Ursachen

- Neurologische Erkrankungen, z. B. bei Morbus Alzheimer, Apoplexie, Demenz
- Medikamente, z. B. Sedativa
- Reizung der Blasenschleimhaut oder ableitenden Harnwege, z. B. durch Blasenentzündung, Blasensteine, Tumor.

Symptome bei Reflexinkontinenz

- Automatischer Urinabgang schon bei geringen Dehnungsreizen der Blase
- Fehlender Harndrang
- Restharn.

Mögliche Ursachen

Neurogene Störungen, z. B. bei Multipler Sklerose, Querschnittslähmung.

Symptome bei Überlaufinkontinenz

Kontinuierliches Harnträufeln ohne Harndrang.

Mögliche Ursachen

Einengung der Harnröhre, Urin kann nicht ungehindert abfließen, z. B. Prostataadenom, Neurogene Störungen.

Symptome bei Harninkontinenz aufgrund psychosozialer Faktoren

Unterschiedlich (☞ oben).

Mögliche Ursachen

- Kein Vorliegen organischer Ursachen (Abklärung durch Arzt erforderlich)
- Psychische Belastungen, Krisen, z. B. Einweisung in Altenpflegeeinrichtung
- Alter Mensch findet die Toilette nicht oder erreicht sie nicht rechtzeitig
- Hilfsmittel sind nicht griffbereit
- Kleidung ist hinderlich
- Ungelöster Abhängigkeits-, Unabhängigkeitskonflikt (☞ 4.11.3).

Assessment

- Ursachen und individuelle Ressourcen erfassen
- Ausscheidungsgewohnheiten ermitteln
- Menge, Häufigkeit der Ausscheidung im Miktionsprotokoll erfassen
- Befinden und Bedürfnisse erfragen
- Hautzustand im Bereich von Genital- und Gesäßbereich beobachten
- Wahrnehmung des Ausscheidungsdranges erfassen
- Orientierung und Mobilität beobachten
- Grad der Selbstständigkeit und Unterstützungsbedarf ermitteln
- Psychische Verfassung, Orientierung, Bewusstseinsveränderungen prüfen
- Bedarf an Hilsmitteln erfassen.

Ziele und Beurteilungskriterien zur Überprüfung der Wirksamkeit der Pflege

Der alte Mensch
- wird angemessen überwacht und erleidet keine Folgeschäden
- kennt die Ursachen und arbeitet an der Bewältigung mit
- erhält angemessene Unterstützung und akzeptiert diese
- akzeptiert seine Behinderung
- hat Hilfsmittel zur Verfügung und kann diese korrekt anwenden
- verbessert die Kontrolle über seine Ausscheidungen
- hat trockene und saubere Kleidung und Bettwäsche
- erleidet keine Hautschädigung und äußert Wohlbefinden

- bewahrt seine Selbstachtung und Würde
- nimmt an gesellschaftlichen Aktivitäten teil
- trinkt genügend.

Pflegetherapie

Hilfestellungen

- Beim Blasentraining unterstützen
- Für angemessene Intimsphäre sorgen
- Toilettengang regelmäßig einplanen und unterstützen
- Hilfestellung nach Verunreinigung anbieten, Intertrigoprophylaxe
- Hilfestellung beim Gang zur Toilette, zum Gebrauch des Toilettenstuhls oder Steckbeckens anbieten
- Hilfsmittel bei Inkontinenz nutzen, z. B. Inkontinenzeinlagen,-slips, Urinal
- Hilfen zur Toilettenbenutzung einsetzen, z. B. Sitzerhöhung, Halterungen, Aufstehhilfen
- Kleidung nach Bedürfnissen ändern lassen
- Flüssigkeitsbilanzierung zur Sicherung einer ausreichenden Flüssigkeitszufuhr
- Ärztliche Anordnungen ausführen, z. B. Restharnbestimmung
- Bei Dranginkontinenz z. B. das Fassungsvermögen der Blase durch Training kontinuierlich erhöhen
- Bei Reflexinkontinenz z. B. Blasenklopftraining durchführen
- Bei Überlaufinkontinenz Miktion z. B. durch Hilfe zur Bauchwandpresse unterstützen
- Bei Inkontinenz durch psychosoziale Faktoren z. B. verstärkte Zuwendung ermöglichen
- Bei Störungen der Orientierung z. B. Wege zur Toilette kennzeichnen.

Information, Beratung, Anleitung

- Bei Gehbehinderungen, bei Störungen der Orientierung und Sinneswahrnehmung zum Gang zur Toilette, zum An- und Auskleiden und zur Intimreinigung anleiten
- Über geeignete Mobilitätshilfsmittel, Inkontinenzhilfsmittel beraten
- Zum Umgang mit Hilfsmitteln anleiten
- Zur Kontrolle der Flüssigkeitsbilanz und der ausreichenden Flüssigkeitszufuhr anleiten
- Über geeignete Kleidung informieren
- Zum Verhaltenstraining beraten
- Über Möglichkeiten therapeutischer Hilfe informieren
- Über Wege zur Toilette informieren
- Zum selbstständigen Durchführen von Toilettentraining, Blasenkopftraining und weiteren unterstützenden Maßnahmen anleiten
- Über Selbsthilfegruppen informieren.

4.5.5   Selbstversorgungsdefizit bei der Ausscheidung

Beeinträchtigte Fähigkeit, Aktivitäten in Verbindung mit dem Ausscheiden durchzuführen.

Symptome

Der alte Mensch
- kann die Toilette, den Toilettenstuhl, das Steckbecken nicht erreichen oder selbstständig nutzen
- kann sich zum Ausscheiden nicht selbstständig aus- und ankleiden
- Kann nach dem Toilettengang die Spülung nicht bedienen oder den Toilettenstuhl entleeren
- Kann die erforderlichen Hygienemaßnahmen nach dem Toilettengang nicht durchführen
- Kann Stomabeutel oder Urinbeutel nicht selbstständig wechseln.

Mögliche Ursachen

- Bettruhe
- Eingeschränkte Beweglichkeit (☞ 4.2.1)
- Kraftlosigkeit (☞ 4.2.2)
- Verwirrtheit, Bewusstseinsveränderungen (☞ 4.12.5, 4.12.6)
- Eingeschränkte Sehfähigkeit (☞ 4.1.2)
- Psychische Erkrankungen, fehlende Motivation
- Schmerzen (☞ 4.12.1)
- Angst (☞ 4.12.2)
- Fehlende Hilfsmittel, z.B. Gehhilfen, Brille.

Assessment

- Ursachen und individuelle Ressourcen erfassen
- Befinden und Störungen erfragen
- Ausscheidungsgewohnheiten ermitteln
- Vorhandene Hilfsmittel und Hilfsmittelbedarf erfassen
- Psychische Verfassung, Schmerzen, Beweglichkeit, Orientierungs-, Bewusstseinsveränderungen erfassen
- Grad der Einschränkung und Unterstützungsbedarf erfassen.

Ziele und Beurteilungskriterin zur Überprüfung Wirksamkeit der Pflege

Der alte Mensch
- erhält erforderliche Hilfestellung und akzeptiert diese
- hat Hilfsmittel zur Verfügung und kann diese nutzen
- erleidet keine Folgeschäden
- findet Berücksichtigung seiner Gewohnheiten
- kann Ausscheidungen und die damit verbunden Tätigkeiten mit Unterstützung durchführen.

Pflegetherapie

Hilfestellungen

- Für angemessene Intimsphäre sorgen
- Toilettengang regelmäßig einplanen und unterstützen (Toilettenplan erstellen)
- Hilfestellung bei Intimpflege nach Verunreinigung, Intertrigoprophylaxe
- Hilfestellung beim Gang zur Toilette, zum Gebrauch des Toilettenstuhls oder Steckbeckens
- Bei Bedarf Stoma- oder Urinbeutel wechseln
- Hilfestellung beim Einlegen und Wechseln der Inkontinenzhilfsmittel
- Hilfen bei der Toilettenbenutzung einsetzen, z.B. Sitzerhöhung, Halterungen, Aufstehhilfen
- Kleidung nach Bedürfnissen ändern lassen
- Bei Störungen der Orientierung z.B. Wege zu den Toiletten kennzeichnen.

Information, Beratung, Anleitung

- Bei Gehbehinderungen, bei Störungen der Orientierung und Sinneswahrnehmung zum Gang zur Toilette, zum An- und Auskleiden und zur Intimreinigung anleiten
- Über geeignete Mobilitätshilfsmittel beraten
- Zum Umgang mit Hilfsmitteln anleiten
- Über geeignete Kleidung informieren
- Über Möglichkeiten therapeutischer Hilfe z.B. durch KrankengymnastIn informieren
- Über Wege zur Toilette informieren.

4.6.   Pflegediagnosen im Bereich „Sich waschen, kleiden und pflegen"

4.6.1   Hautschädigung

Zustand, bei dem es zur Schädigung der Hautoberfläche und des darunter liegenden Gewebes gekommen ist.

Symptome

- Rötung des betroffenen Hautbezirkes
- Blasenbildung
- Hautdefekte
- Zerstörung von Haut und darunter liegenden Gewebsschichten
- Schuppen und Auflagen auf der Haut
- Hautverfärbungen, Erhebungen, Juckreiz.

Mögliche Ursachen

- Erkrankungen, z. B. Durchblutungsstörungen (☞ 4.3.4 und 4.3.5)
- Äußere Ursachen wie Feuchtigkeit, Druck, Scherkräfte, Sonneneinstrahlung
- Altersbedingte Hautveränderungen, z. B. trockene Haut
- Immobilität (Druck auf die Kapillaren des Gewebes)
- Verbrühung, Verbrennung, Unterkühlung (☞ 4.3.2)
- Kontakt der Haut mit allergieauslösenden Stoffen, z. B. Kleidungsstücke, Kosmetika, Arzneimittel
- Infektionen, z. B. Herpes Zoster
- Chemotherapie, Bestrahlungen
- Verletzungen
- Operationen (Narben).

Asessment

- Ursachen und Art der Schädigung sowie individuelle Ressourcen erfassen
- Befinden und Bedürfnisse erfragen
- Unterstützungs- und Hilfsmittelbedarf erfassen
- Hautbeschaffenheit und Funktionseinschränkungen beobachten
- Psychische Verfassung, Bewusstseinslage, Orientierung prüfen
- Ausmaß von Wunden erfassen
- Ernährungszustand und tägliche Trinkmenge ermitteln
- Beweglichkeit beobachten
- Berührungs- und Schmerzwahrnehmung ermitteln.

Ziele und Beurteilungskriterien zur Überprüfung der Wirksamkeit der Pflege

Der alte Mensch

- empfindet Besserung bzw. Linderung von Beschwerden, z. B. bei Schmerzen, Juckreiz
- wird bezüglich seines Hautzustandes angemessen beobachtet
- erhält Unterstützung bei Maßnahmen zum Schutz der Haut
- erleidet keine Folgeschäden, z. B. Infektion
- kennt und vermeidet Ursachen, die zu Hautunverträglichkeiten führen, .z. B. Nahrungsmittel, Kleidung, Waschmittel.

Pflegetherapie

Hilfestellungen

- Hilfestellung, z. B. bei Hautpflege und -reinigung
- Überwachung des Haut- und Allgemeinzustandes
- Unterstützung zum Lagewechsel bei Immobilität und Bewegungseinschränkungen (Lagerungsplan)
- Bei Bedarf Bett- und Leibwäsche gesondert behandeln
- Ärztliche Verordnungen ausführen, z. B. Bäder, Kompressions- und Wundverbände.

Information, Beratung, Anleitung

- Über hygienische Verhaltensregeln informieren
- Zu individuellen Hautpflegemaßnahmen beraten und anleiten
- Zur selbstständigen Pflege von Wunden anleiten, z. B. Verbandwechsel
- Über Zusammenhänge von Hautzustand und Ernährung sowei Flüssigkeitsbedarf informieren, z. B. erhöhte Vitamin- und Eiweißzufuhr
- Zu günstiger Kleidung und Schuhwerk beraten.

4.6.2   Selbstversorgungsdefizit bei der Körperpflege

Unzureichende Fähigkeit, die Aktivitäten zur Körperpflege selbstständig durchzuführen.

Symptome

- Ungepflegter Haut- und Allgemeinzustand
- Hautschädigungen (☞ 4.6.1)
- Verletzungen, Juckreiz
- Mundgeruch
- Körpergeruch
- Ungepflegte Haare, Zeh- und Fingernägel
- Hautparasiten, z. B. Läuse

Mögliche Ursachen

- Eingeschränkte Beweglichkeit, z. B. Lähmungen, Gelenkerkrankungen
- Bettruhe
- Fehlende Hilfsmittel
- Unfähigkeit, Handlungsabläufe zu erfassen und zu koordinieren, z. B. durch Verwirrtheit, (☞ 4.12.6), Demenz
- Psychische Erkrankungen, z. B. Depression
- Schmerzen (☞ 4.12.1)
- Angst (☞ 4.12.2)
- Sehstörungen (☞ 4.1.2).

Assessment

- Ursachen und individuelle Ressourcen ermitteln
- Befinden erfragen
- Allgemeinzustand und Pflegezustand einschätzen
- Psychische und geistige Verfassung einschätzen
- Bewegungseinschränkungen ermitteln
- Vorhandene Hilfsmittel und zusätzlichen Bedarf an Hilfsmitteln erfassen
- Gewohnheiten und Wünsche bezüglich der Körperpflege ermitteln
- Grad der Selbstständigkeit und Unterstützungsbedarf erfassen
- Ressourcen zur selbstständigen Körperpflege mit oder ohne Hilfsmittel oder Personen ermitteln.

Ziele und Beurteilungskriterien zur Überprüfung der Wirksamkeit der Pflege

Der alte Mensch
- erhält erforderliche Unterstützung und akzeptiert diese
- findet Berücksichtigung seiner Gewohnheiten

- fühlt sich in seiner Selbstständigkeit unterstützt
- ist gepflegt und sauber
- fühlt sich wohl
- erleidet keine Folgeschäden
- kann sich mit Unterstützung selbst pflegen
- kann mit Hilfsmitteln umgehen.

Pflegetherapie

Hilfestellungen

- Plan erstellen für Hilfebedarf und Maßnahmen entsprechend durchführen: Waschen (Ganzkörperwäsche, Teilwäsche Ober- oder Unterkörper, Hände, Gesicht, Haare)
- Hilfsmittel nach Bedarf beschaffen, bereitstellen (☞ Abb. 12)
- Hilfestellungen dem Grad der Selbstständigkeit anpassen, z. B. durch ganz- oder teilweise Übernahme der Körperpflege.

Information, Beratung, Anleitung

- Zur selbstständigen Durchführung der Körperpflege anleiten
- Über mögliche Hilfsmittel zur Körperpflege und Wege der Beschaffung beraten
- Zum sinnvollen Gebrauch von Hilfsmitteln anleiten.

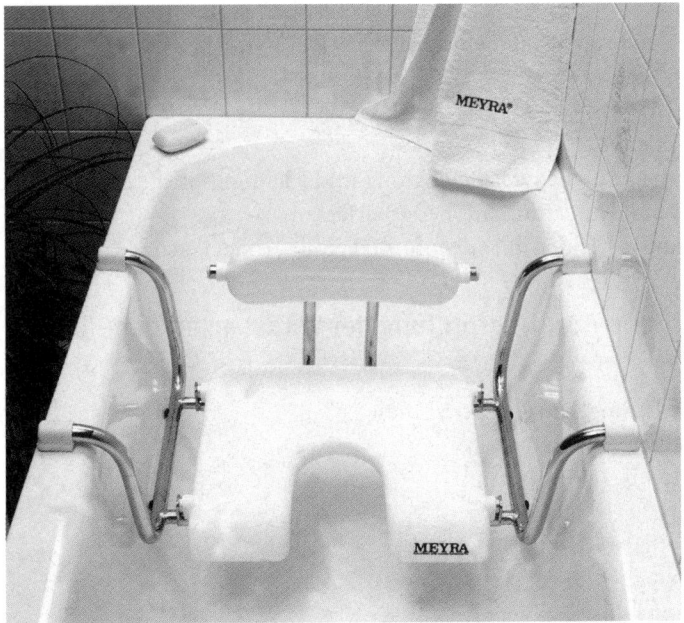

Abb. 12: Badewannensitz mit verstellbarer Rückenlehne sowie mit Hygieneausschnitt. [V121]

4.6.3   Selbstversorgungsdefizit beim An- und Auskleiden

▌Beeinträchtigte Fähigkeit, sich zu kleiden und die Kleidung zu pflegen.

Symptome

- Kleidung entspricht nicht den Erfordernissen, z. B. Temperatur, Klima, Wetter
- Bekleidung passt nicht, ist unvollständig, unzureichend oder wahllos verwendet
- Kleidungsstücke sind defekt, verschmutzt.

Mögliche Ursachen

- Eingeschränkte Beweglichkeit durch z. B. Bettruhe, Lähmungen, Schwäche (☞ 4.2.2)
- Psychische Erkrankungen mit Verwirrtheit (☞ 4.12.6), Bewusstseinsveränderungen, fehlender Motivation
- Schmerz (☞ 4.12.1)
- Angst (☞ 4.12.2)
- Sehstörungen (☞ 4.1. 2)
- Fehlende Hilsmittel, z. B. Anziehhilfen, Gehhilfen
- Unfähigkeit, an die notwendigen Kleidungsstücke zu gelangen oder sie zweckmäßig zu nutzen.

Assessment

- Ursachen klären und individuelle Ressourcen ermitteln
- Befinden erfragen
- Allgemeinzustand und Bekleidungszustand einschätzen
- Psychische und geistige Verfassung einschätzen
- Bewegungseinschränkungen ermitteln
- Bedarf an Hilfsmitteln erfassen
- Gewohnheiten und Wünsche bezüglich der Bekleidung und Kleidungspflege ermitteln
- Grad der Selbstständigkeit und Unterstützungsbedarf erfassen
- Ressourcen zum selbstständigen Kleiden mit oder ohne Hilfsmittel oder Personen ermitteln.

Ziele und Beurteilungskriterien zur Überprüfung der Wirksamkeit der Pflege

Der alte Mensch
- erhält erforderliche Unterstützung und akzeptiert diese
- findet Berücksichtigung seiner Gewohnheiten
- fühlt sich in seiner Selbstständigkeit unterstützt
- erleidet keine Folgeschäden
- trägt angemessene und gepflegte Kleidung
- fühlt sich wohl
- kann sich mit Unterstützung selbst kleiden
- kann mit Hilfsmitteln umgehen.

Pflegetherapie

Hilfestellungen

- Unterstützung beim Kleiden entsprechend dem Hilfebedarf
- Hilfsmittel beschaffen, bereitstellen und zu deren Gebrauch anleiten
- Kleidungsstücke entsprechend anpassen oder Kleidung beschaffen, z. B. leicht zu öffnende oder zu schließende Kleidungsstücke und Schuhe
- Teilschritte des Ankleidens, z. B. Kleidung aussuchen oder Arm heben, schrittweise ohne Zeitdruck einüben (lassen).

Information, Beratung, Anleitung

- Zum selbstständigen Kleiden anleiten
- Über Hilfsmittel zum selbstständigen Kleiden und Wege der Beschaffung beraten
- Zum sinnvollen Gebrauch von Hilfsmitteln anleiten.

4.7   Pflegediagnosen im Bereich „Ruhen und schlafen"

4.7.1   Schlafstörungen

Einschlaf- oder Durchschlafstörungen mit unzureichendem Erholungwert des Schlafes.

Symptome

Der alte Mensch
- fühlt sich nicht ausgeruht
- äußert Probleme beim Ein- bzw. Durchschlafen
- klagt über flachen Schlaf
- wandert nachts unruhig umher
- schläft am Tag (Schlafumkehr)
- gähnt häufig
- wirkt unkonzentriert
- hat dunkle Augenränder
- wirkt desorientiert, unruhig.

Mögliche Ursachen

- Psychische Ursachen, z. B. Ängste, Sorgen, Unruhe, Einsamkeit, Konflikte, Lebenskrisen
- Psychiatrische Erkrankungen, z. B. Demenz, Schizophrenie, Sucht
- Körperliche Erkrankungen, z. B. Herz-Kreislauferkrankungen, häufiges nächtliches Wasserlassen bei Herzinsuffizienz, Schilddrüsenüberfunktion, Atemwegserkrankungen mit Husten, Atemnot
- Körperliche Ursachen wie Bewegungsmangel, Völlegefühl, Bettruhe
- Altersbedingt verändertes Schlafmuster
- Wissensdefizit hinsichtlich schlaffördernder Maßnahmen und verändertem Schlafbedarf im Alter
- Nebenwirkung von Medikamenten, z. B. Herz-Kreislaufmedikamente
- Umgebungsbedingte Ursachen, z. B. Unruhe, Licht, Raumtemperatur, unbequemes Bett.
- Zweistündliche Umlagerung oder Einlagenwechsel.

Assessment

- Schlafgewohnheiten und Schlafvorbereitungen ermitteln
- Art und Ursachen der Schlafstörung ermitteln
- Befinden und Ausmaß des Leidensdruckes erfragen, beobachten
- Ausmaß der Störung im Schlaftagebuch erfassen (lassen).

Ziele und Beurteilungskriterien zur Überprüfung der Wirksamkeit der Pflege

Der alte Mensch

- schläft ausreichend
- kennt Faktoren, die seinen Schlaf verhindern oder stören und kann diese verändern
- erhält Unterstützung durch individuelle Maßnahmen zur Schlafförderung und nutzt diese
- fühlt sich nicht gestört
- äußert, ohne Leidensdruck eingeschlafen zu sein bzw. geschlafen zu haben
- äußert, sich ausgeruht zu fühlen
- äußert Wohlbefinden
- wirkt ausgeruht.

Pflegetherapie

Hilfestellungen

- Gewohnte Rituale unterstützen bzw. fördern
- Störende Umgebungsfaktoren ausschalten, z.B. Raumtemperatur anpassen
- Für Ruhe und eine bequeme Umgebung sorgen, z.B. durch Hilfsmittel wie Ohrstöpsel, Lagerungshilfsmittel
- Schlaffördernde Maßnahmen anbieten, z.B. Tasse warme Milch oder Melissentee, Entspannungsübungen, Vollbad, für warme Füße sorgen
- Tagsüber zu geistiger und körperlicher Aktivität anregen, z.B. Spaziergänge
- Zuwendung und Gesprächsbereitschaft signalisieren
- Medikamente auf Wirkung und Nebenwirkung beobachten
- Lagerungsplan und Kontinenzplan überprüfen.

Information, Beratung, Anleitung

- Über Möglichkeiten zur aktivierenden Tagesgestaltung und zu schlaffördernden Maßnahmen informieren
- Über Schlafmuster und physiologische Veränderungen im Alter informieren.

4.7.2   Gesteigerte Müdigkeit

Über den normalen Schlafbedarf hinausgehende Müdigkeit mit verlängerten bzw. gehäuften Müdigkeitsphasen sowie dem Gefühl körperlicher und seelischer Erschöpfung.

Symptome

Der alte Mensch
- äußert, sich erschöpft und außergewöhnlich müde zu fühlen
- verweigert die Mitarbeit bei Verrichtungen und Aktivitäten, wirkt unmotiviert
- schläft am Tag (Schlafumkehr)
- gähnt häufig
- wirkt unkonzentriert, desorientiert
- hat dunkle Augenränder.

Mögliche Ursachen

- Unterforderung
- Schlafstörungen (☞ 4.7.1)
- Psychische Belastungen bzw. Erkrankungen, z. B. Depression, Lebenskrisen
- Überlastung durch unangemessene Aktivitäten und Anforderungen
- Reduzierter Allgemeinzustand durch Erkrankungen, einsetzenden Sterbeprozess
- Mangelernährung, Flüssigkeitsmangel
- Nebenwirkung von z. B. Psychopharmaka, Medikamenten zur Blutdrucksenkung.

Assessment

- Schlafgewohnheiten ermitteln
- Art und Ursachen von Schlafstörungen ermitteln
- Befinden und Aussmaß der Müdigkeit erfragen, beobachten
- Lebensaktivitäten auf Über- bzw. Unterforderung beobachten
- Allgemeinzustand erfassen
- Anzeichen für körperliche oder seelische Erkrankung erfassen
- Vorhandene Ressourcen ermitteln.

Ziele und Beurteilungskriterien zur Überprüfung der Wirksamkeit der Pflege

Der alte Mensch
- schläft ausreichend
- kennt Faktoren, die ihn müde machen und kann diese verändern
- erhält Unterstützung durch individuelle Maßnahmen zur Schlafförderung und nutzt diese
- äußert, sich ausgeruht und frisch zu fühlen
- kennt belebende Maßnahmen und wendet sie an
- äußert Wohlbefinden
- wirkt ausgeruht und wach.

Pflegetherapie

Hilfestellungen

- Gemeinsam Tagesablauf planen und gestalten, der die geistigen und körperlichen Ressourcen des alten Menschen berücksichtigt, jedoch eine Überforderung vermeidet
- Hilfestellung bei Verrichtungen, die aufgrund der Müdigkeit nicht selbstständig durchgeführt werden können
- Schlaffördernde Maßnahmen nachts anbieten
- Zuwendung und Gesprächsbereitschaft signalisieren, um bei Konflikten und Krisen zu unterstützen.

Information, Beratung, Anleitung

- Über mögliche Ursachen und deren Beseitigung informieren
- Über Möglichkeiten zur Kräftegewinnung, z. B. durch entsprechende Ernährung, beraten
- Zur Gestaltung des Tagesablaufes und zu belebenden Maßnahmen beraten.

4.8   Pflegediagnosen im Bereich „Sich beschäftigen"

4.8.1   Selbstversorgungsdefizit bei der Haushaltsführung

> Eingeschränkte Fähigkeit, hauswirtschaftliche Aktivitäten wie Einkaufen, Zubereiten der Nahrung, Reinigen und Beheizen der Wohnung, Reinigen von Geschirr, Wäsche und Kleidung selbstständig durchzuführen.

Symptome

- Ungepflegte, verunreinigte Kleidung
- Mangelernährung
- Zeichen von Hauterkrankungen und Verletzungen
- Lebensmittelvorräte fehlen oder entsprechen nicht dem Bedarf
- Bitte um Hilfe bei der Haushaltsführung und Besorgungen
- Unerledigte Post
- Die Wohnung ist kalt, unordentlich, befindet sich im hygienisch mangelhaften Zustand, z.B. durch verdorbene Lebensmittel, Ungeziefer
- Haustiere und Pflanzen sind nicht versorgt.

Mögliche Ursachen

- Körperliche, psychische Erkrankungen oder Behinderungen
- Eingeschränkte Beweglichkeit (☞ 4.2.1)
- Sehstörungen (☞ 4.1.2)
- Fehlende Hilfsmittel
- Mangelnde Motivation z.B. durch Lebenskrisen, psychiatrische Erkrankungen
- Fehlende finanzielle Mittel, um Hilfebedarf zu decken
- Unfähigkeit, Handlungen zu koordinieren, z.B. bei Verwirrtheit (☞ 4.12.6)
- Fehlendes Wissen und Erfahrung zur Haushaltsführung.

Assessment

- Ursachen und individuelle Ressourcen klären
- Zustand der Wohnung, Pflegezustand von Wäsche und Kleidung erfassen
- Allgemein- und Ernährungszustand erfassen
- Befinden, psychische und geistige Verfassung einschätzen
- Zeichen von körperlichen Erkrankungen und Einschränkungen ermitteln
- Zeichen von Überforderung erfassen
- Kontaktpersonen, Angehörige ermitteln
- Hilfsmittelbedarf prüfen
- Gewohnheiten und Wünsche ermitteln
- Grad der Selbstständigkeit, finanzielle Situation und Unterstützungsbedarf erfassen.

Ziele und Beurteilungskriterien zur Überprüfung der Wirksamkeit der Pflege

Der alte Mensch
- erhält erforderliche Unterstützung und akzeptiert diese
- findet seine Gewohnheiten berücksichtigt
- fühlt sich in seiner Selbstständigkeit nicht eingeschränkt
- lebt in einer gepflegten Umgebung
- fühlt sich wohl
- erleidet keine Gesundheitsschäden
- erkennt Ursachen und Gefahren und ist an deren Behebung beteiligt
- kennt Hilfsangebote und nimmt sie in Anspruch.

Pflegetherapie

Hilfestellungen

- Hilfeplan erstellen und Unterstützung sichern, z.B. durch Hilfe im Haushalt:
  - einkaufen, Nahrung zubereiten und bereitstellen
  - Geschirr spülen
  - Wohnung reinigen (Sichtreinigung, Unterhaltsreinigung, Grundreinigung)
  - Wäsche und Bettwäsche wechseln
  - Wäsche bereitstellen, instandhalten, reinigen und bügeln, Schuhe putzen
  - aufräumen
  - Wohnung heizen
  - Haustiere füttern und pflegen
  - Pflanzen pflegen
  - bei Reparatur- und Hilfsdiensten und der Korrespondenz helfen
- Hilfsmittel nach Bedarf beschaffen (☞ Abb. 13)
- Unterstützung dem Grad der Selbstständigkeit anpassen
- Therapeutische Hilfe z.B. durch Beratungsstellen, Selbsthilfegruppen fördern
- Vertrauensbildende Gespräche führen
- Kontakt zu hilfsbereiten Angehörigen und anderen Bezugspersonen vermitteln
- Begleitung zu Behördengängen und Beratungsstellen, z.B. Sozialamt, Schuldenberatung.

Information, Beratung, Anleitung

- Zur Mitwirkung bei der Haushaltsführung beraten und anleiten
- Zur Gefahrenvermeidung beraten und anleiten
- Über Beratungs- und Hilfeangebote informieren
- Über Hilfsmittel informieren und zur Nutzung anleiten.

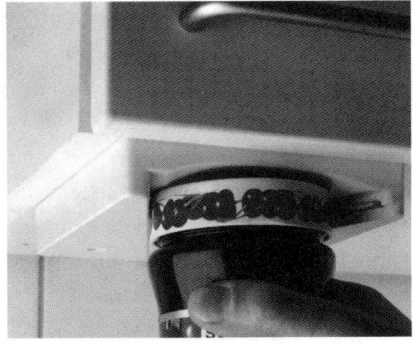

Abb. 13: Schon kleine Hilfsmittel wie dieser Schraubverschlussöffner können die Selbstständigkeit im Haushalt beträchtlich erhöhen. [V121]

4.8.2   Machtlosigkeit

Gefühl, die Lebenssituation und -aktivitäten aufgrund von Selbstversorgungsdefiziten nicht selbst gestalten zu können.

Symptome

Der alte Mensch
- äußert Gefühle der Ohnmacht, Hilflosigkeit und Resignation
- ist nicht fähig, Bedürfnisse auszudrücken
- wirkt teilnahmslos, ängstlich bzw. weint
- verweigert Essen und Trinken
- weigert sich, bei täglichen Verrichtungen aktiv zu werden
- zeigt Zeichen von Autoaggression (selbstverletzendes Verhalten), z.B. aufgekratzte Haut, rauft seine Haare, schlägt den Kopf an die Wand
- zeigt Zeichen von Fremdaggression, bedroht z.B. andere körperlich oder verbal.

Mögliche Ursachen

- Trauer, Verlust, Lebenskrisen
- Körperliche Erkrankungen
- Schmerzen (☞ 4.12.1)
- Einschränkungen in der Kommunikation und Wahrnehmung (☞ 4.1)
- Eingeschränkte Beweglichkeit (☞ 4.2.1)
- Psychische Erkrankungen, Verwirrtheit (☞ 4.12.6), Demenz
- Psychopharmaka
- Freiheitsentziehende Maßnahmen
- Umgebung, die eine aktive Mitgestaltung der Lebensaktivitäten nicht zulässt.

Assessment

- Mögliche Ursachen und individuelle Ressourcen erfassen
- Befinden erfragen
- Psychischen und geistigen Zustand einschätzen
- Einschränkungen ermitteln
- Hilfebedarf ermitteln
- Gewohnheiten und Wünsche ermitteln
- Grad der Selbstständigkeit erfassen
- Sozialverhalten beobachten
- Kontaktpersonen erfassen
- Verletzungen beobachten
- Schmerzäußerungen erfassen
- Sehen, Gehör, Körpergefühl beobachten
- Aussagen prüfen, die auf die Machtlosigkeit hinweisen

- Möglichkeiten prüfen, die eine Verarbeitung erleichtern, z. B. Religionszugehörigkeit
- Ressourcen ermitteln, die zur Selbstständigkeit beitragen.

Ziele und Beurteilungskriterien zur Überprüfung der Wirksamkeit der Pflege

Der alte Mensch
- äußert Wünsche und trifft Entscheidungen selbstständig
- äußert Gefühle
- zeigt Selbstständigkeit bei der Gestaltung seiner Lebenssituation
- benennt Lebensbereiche, die er selbst beeinflussen und gestalten möchte
- benennt den Hilfebedarf
- erhält erforderliche Unterstützung und akzeptiert diese
- findet seine Gewohnheiten und Wünsche berücksichtigt
- fühlt sich in seiner Selbstständigkeit nicht eingeschränkt
- erleidet keine Folgeschäden
- hat angemessenen Kontakt
- verhält sich anderen gegenüber angemessen.

Pflegetherapie

Hilfestellungen

- Gesprächsbereitschaft und Zeit für verbale bzw. nonverbale Äußerungen signalisieren
- Nähe und Verständnis signalisieren
- Geäußerten Gefühle akzeptieren und diese Akzeptanz vermitteln
- Ursachen für negative Gefühle ergründen und diese vermeiden
- Gemeinsam Pläne zur Lebensgestaltung erstellen
- Hilfsmittel zur selbstständigen Lebensführung bereitstellen
- Möglichkeiten zum Wohlfühlen anbieten, z. B. durch Entspannungsübungen
- Freiheitseinschränkende Maßnahmen mit Arzt auf ihre Angemessenheit hin überprüfen.

Information, Beratung, Anleitung

- Über mögliche Hilfsmittel und deren Finanzierung informieren und beraten
- Über Selbsthilfegruppen, z. B. bei Tumorerkrankungen, Multipler Sklerose, Morbus Alzheimer informieren
- Über die Selbstbestimmungsmöglichkeiten und Rechte bei der Betreuung und bei freiheitsentziehenden Maßnahmen informieren
- Über Beratungsstellen informieren.

4.8.3   Eingeschränkte Beschäftigungsfähigkeit

Eingeschränkte Fähigkeit, die eigene Zeit sinnvoll einzuteilen und zu nutzen sowie sich mit den geistigen und körperlichen Fähigkeiten entsprechend zu beschäftigen.

Symptome

- Teilnahmslosigkeit
- Keine oder geringe Motivation zu Verrichtungen und Lebensaktivitäten
- Desorientiertes Verhalten
- Langeweile, Müdigkeit (☞ 4.7.2), Schläfrigkeit.

Mögliche Ursachen

- Mangel an Beschäftigungsmöglichkeiten
- Psychische bzw. körperliche Erkrankungen
- Einschränkungen der Sprach-, Seh- und Hörfähigkeit oder des Tastsinns (☞ 4.1)
- Soziale Isolation (☞ 4.11.2)
- Kraftlosigkeit (☞ 4.2.2)
- Eingeschränkte Beweglichkeit (☞ 4.2.1)
- Müdigkeit (☞ 4.7.2)
- Verwirrtheit (☞ 4.12.6)
- Angst, Furcht (☞ 4.12.2)
- Fehlende Motivation.

Assessment

- Ursachen klären und individuelle Ressourcen ermitteln
- Befinden erfragen
- Allgemeinzustand und Kräftezustand erfassen
- Sozialverhalten und Kontakte beobachten
- Einschränkungen und Erkrankungen ermitteln

Erfassen von
- Früheren Beschäftigungen und Interessen, Daten und Personen seiner Biografie
- Derzeitige Motivation
- Möglichkeit von Beschäftigungsangeboten
- Gewohnheiten, Ressourcen, Abneigungen.

Ziele und Beurteilungskriterien zur Überprüfung der Wirksamkeit der Pflege

Der alte Mensch
- äußert Interesse
- zeigt Lebensfreude und Wohlbefinden
- ist motiviert
- beteiligt sich bei Verrichtungen

- äußert Freude an Beschäftigungen und bei Aktivitäten
- ist selbstständig
- erleidet keine Gesundheitsschäden
- erhält Angebote und Unterstützung
- hat einen angemessenen Allgemein- und Kräftezustand
- hat Kontakt zu anderen Personen.

Pflegetherapie

Hilfestellungen

- Gespräche zu Bewältigungsstrategien anbieten
- Beschäftigungsangebote und Interessen gemeinsam prüfen
- Hilfsmittel bereitstellen zur Bewältigung von Einschränkungen, z.B. Brille, Hörgerät, Großdruckbücher, Rollstuhl, Buchhalterung
- Bei Aktivitäten bei Bedarf unterstützen.

Information, Beratung, Anleitung

- Über Angebote zu Aktivitäten und über Interessengruppen informieren
- Zu therapeutischen Angeboten, z.B. Ergotherapie, Gestalttherapie oder Musiktherapie beraten.

4.9 Pflegediagnosen im Bereich „Sich als Frau oder Mann fühlen und verhalten"

4.9.1 Belastungssyndrom

> Reaktionen auf negative Erfahrungen mit der Geschlechterrolle bzw. erfahrene Gewalt, vorwiegend sexueller Art, mit erheblicher Beeinträchtigung der Lebensqualität.

Symptome

- Angst bzw. Aggression gegenüber dem anderen Geschlecht
- Abwehr von Berührungen, Körperkontakt
- Teilweise übersteigertes Berührungsbedürfnis, Enthemmung
- Schuldgefühle, Depression, Selbstverletzung (Autoaggression)
- Gestörtes Selbstwertgefühl
- Suchtverhalten, Suizidversuche
- Gestörte Rollenfindung
- Gestörtes Sexualverhalten
- Starke körperliche und seelische Angespanntheit, Unruhe, Nervosität
- Verwirrtheit, Teilnahmslosigkeit, Regression
- Nahrungsverweigerung
- Schlafstörungen, Alpträume
- Körperliche Erkrankungen.

Mögliche Ursachen

- Gewalterfahrung seelischer, körperlicher, sexueller Art
- Gestörte geschlechtliche Identität
- Beziehungsstörungen
- Körperliche bzw. psychische Erkrankungen, Behinderungen.

Assessment

- Befinden, Bedürfnisse, Gefühlsäußerungen und Gewohnheiten erfassen
- Auffällige Reaktionen und deren mögliche Ursachen erfassen
- Äußerungen über (negative) Erfahrungen und Gewalterlebnisse erfassen
- Erkrankungen erfassen
- Beobachtung von
  - Stimmung, Antrieb, Interessen
  - Abneigungen
  - Rollenverhalten, Sozialverhalten
  - Selbstwert- und Körpergefühl
  - Reaktionen auf Berührung.

Ziele und Beurteilungskriterien zur Überprüfung der Wirksamkeit der Pflege

Der alte Mensch
- teilt Bedürfnisse und Ängste mit
- fühlt sich verstanden
- kann Befindlichkeit und Ängste ausdrücken
- erhält angemessene Unterstützungs- und Bewältigungsangebote und kann diese akzeptieren
- fühlt sich in der Selbstständigkeit und Geschlechterrolle unterstützt
- fühlt sich sicher, wohl und selbstbewusst
- erleidet keine Folgeschäden.

Pflegetherapie

Hilfestellungen

- Gesprächsbereitschaft, Nähe und Akzeptanz signalisieren
- Zuwendung und Anerkennung auch nonverbal signalisieren
- Selbstbestimmung unterstützen und fördern
- Unterstützung anbieten bei Störungen und Ängsten
- Intimbereiche, individuelles Schamgefühl und diesbezügliche Wünsche in besonderer Weise wahrnehmen und berücksichtigen
- Einverständnis zu allen pflegerischen Handlungen und Berührungen einholen
- Angebote machen zu entspannenden Maßnahmen, z.B. Aromatherpie, Entspannungsübungen, atemstimulierende Einreibungen.

Information, Beratung, Anleitung

- Über Möglichkeiten therapeutischer Hilfe beraten, z.B. Gestalt-, Gesprächs-, Musiktherapie
- Zu entspannenden Maßnahmen beraten und dazu anleiten.

4.9.2   Körperbildstörung

Störung der normalen Wahrnehmung des eigenen Körpers oder einzelner Körperteile mit Veränderungen des Befindens und des Selbstwertgefühls.

Symptome

- Vorhandene Körperteile werden nicht wahrgenommen, nicht beachtet und nicht berührt (Neglect)
- Geschädigte, verletzte Körperteile werden versteckt, missachtet, abfällig behandelt
- Haltung, Mimik und Gestik sind verändert
- Gefühle von Machtlosigkeit, Hoffnungslosigkeit, Furcht, Scham, Wertlosigkeit, Aggression
- Sozialer Rückzug
- Verbaler und nonverbaler Ausdruck von Trauer, Wut und Niedergeschlagenheit
- Gestörtes Rollenverhalten
- Gesteigertes Schamgefühl.

Mögliche Ursachen

- Operationen oder Unfälle mit körperbildverändernder Folge (Amputation, Narben, Stoma)
- Neurologische Erkrankungen, z. B. Apoplexie
- Abweichungen vom früheren Erscheinungsbild durch:
  - Spastik
  - Überernährung
  - Unterernährung
  - Skeletterkrankungen, Hauterkrankungen
  - Medikamente, z. B. Cortison
  - Abhängigkeit von medizinischen Geräten oder Hilfsmitteln, z. B. Sauerstoffgerät, Rollstuhl.

Assessment

- Ursachen und Befinden erfassen
- Ressourcen und Verhaltensweisen erfassen
- Psychische und körperliche Verfassung einschätzen
- Einschränkungen ermitteln
- Bedürfnisse, Gewohnheiten, Wünsche ermitteln
- Grad der Selbstständigkeit ermitteln
- Bedarf an Hilfsmitteln und Unterstützung ermitteln.

Ziele und Beurteilungskriterien zur Überprüfung der Wirksamkeit der Pflege

Der alte Mensch
- kann Bedürfnisse und Gefühle mitteilen
- fühlt sich verstanden
- akzeptiert Einschränkungen und Veränderungen
- lernt die Veränderungen anzunehmen
- erhält angemessene Unterstützungs- und Bewältigungsangebote und kann diese akzeptieren
- fühlt sich mit den Veränderungen und in der Geschlechterrolle angenommen und unterstützt
- fühlt sich sicher, wohl und selbstbewusst
- erleidet keine Folgeschäden.

Pflegetherapie

Hilfestellungen

- Gesprächsbereitschaft, Nähe und Akzeptanz signalisieren
- Zuwendung und Anerkennung auch nonverbal signalisieren
- Akzeptanz der Veränderung fördern
- Unterstützung anbieten bei Störungen und Ängsten
- Intimbereiche, individuelles Schamgefühl und diesbezügliche Wünsche in besonderer Weise wahrnehmen und berücksichtigen
- Einverständnis zu allen pflegerischen Handlungen und Berührungen einholen
- Angebote machen zu entspannenden Maßnahmen, z. B. Körperübungen, Atemübungen
- Zur Beschäftigung mit dem betreffen Körperteil anregen
- Hilfsmittel zur Unterstützung bereitstellen
- Bedarfsgerechte Unterstützung bei den täglichen Aktivitäten anbieten.

Information, Beratung, Anleitung

- Über praktische Hilfen zur Bewältigung der Körperbildstörung informieren, z. B. Prothesen, Gehhilfen
- Über therapeutische Hilfsangebote informieren, z. B. Physiotherapie, Ergotherapie, Psychotherapie, Gesprächsgruppen, Seelsorger
- Über mögliche Kompensation der Körperbildstörung durch Kleidung beraten. Hilfestellung zur Gestaltung der Kleidung anbieten, so dass die körperliche Veränderung weniger auffällt
- Zum Beschäftigen mit den betroffenen Körperteilen anleiten
- Zur Benutzung von Hilfsmitteln und Prothesen anleiten.

4.10   Pflegediagnosen im Bereich „Für Sicherheit sorgen"

4.10.1   Verletzungsgefahr

Gefahr von körperlichen Verletzungen durch Sturz bzw. Selbstpflegedefizite beim Eigenschutz und in der Gesundheitsvorsorge.

Symptome

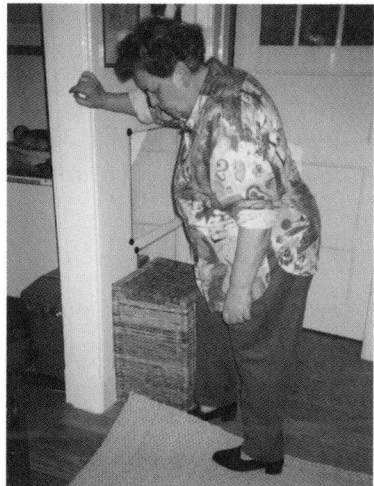

Abb. 14: Eine Teppichkante kann auch recht mobile Menschen zu Fall bringen. Durchgehende Bodenbeläge sorgen in jedem Fall für mehr Sicherheit. [M221]

- Unsicherheit bei Bewegungen, unkoordiniertes Bewegen
- Vermeiden von selbstständigem Bewegen ohne Unterstützung bzw. Hilfsmittel
- Wunsch nach Unterstützung bei Bewegungen
- Schmerzen bei Bewegungsabläufen
- Müdigkeit, Kraftlosigkeit, Verwirrtheit
- Eingeschränkte Gelenkbeweglichkeit
- Sensibilitätsstörungen mit:
  – gestörter Reaktion auf Temperaturreize
  – verändertem Lage- und Bewegungsempfinden
  – gestörtem Schmerzempfinden
  – Unsicherheiten beim Zufassen
  – Fallenlassen von Gegenständen.

Mögliche Ursachen

- Wissensdefizite über Gefahrenquellen
- Krankheits- oder therapiebedingte Einschränkungen von Bewegungsabläufen
- Krankheitsbedingte Sensibilitätsstörungen
- Orientierungsstörungen, verlangsamtes Reaktionsvermögen
- Unzweckmäßige oder fehlende Hilfsmittel
- Angst, Schwindel beim Gehen und Stehen
- Unfallquellen, die Bewegungsabläufe behindern.

Assessment

- Ausmaß der Sturzgefährdung erfassen z. B. durch Haddon-Matrix
- Bewegungsabläufe, Gang, Haltung einschätzen
- Bewusstsein, Orientierung, Denkfähigkeit, Urteilsfähigkeit, Wachheit prüfen
- Sehfähigkeit, Hörfähigkeit, Wahrnehmungsfähigkeit, z. B. Tasten beobachten
- Mögliche Gefährdungen erfassen, z. B. unzweckmäßige Kleidung, Unfallquellen in der Umgebung
- Ressourcen zum Erkennen und Vermeiden von Gefahren ermitteln
- Unterstützungs- und Hilfsmittelbedarf erfassen
- Krankheitsbedingte Einschränkungen und Gefährdungen erfassen, z. B. dämpfende Medikamente.

Ziele und Beurteilungskriterien zur Überprüfung der Wirksamkeit der Pflege

Gefährdungen sind erfasst und können eingeschränkt werden.
Der alte Mensch

- erkennt Gefahren und kann sich davor schützen
- erleidet keine Verletzungen und Folgeschäden
- wird sicher betreut
- erhält angemessene Unterstützung und Hilfsmittel zur Vermeidung von Gefahren
- kann sich koordiniert und sicher bewegen
- hat keine Schmerzen beim Bewegen
- fühlt sich vor Gefahren geschützt.

Pflegetherapie

Hilfestellungen

- Mit einem neuen, unbekannten Umfeld vertraut machen und Unterstützung anbieten
- Gefahren im Umfeld beseitigen, z.B. Stolperfallen, nasse Böden
- Für Sicherungen und Hilfsmittel im Umfeld sorgen, z.B. durch Haltegriffe, Bettgitter, Glocke in Reichweite, ausreichende Beleuchtung, erhöhte Toilettensitze
- Bereitstellen von persönlichen Hilfsmitteln, z.B. Brille, Rollator, Stuhl mit Lehne oder Kopfstütze, Notrufsystem
- Angemessen bei Bewegungsabläufen unterstützen
- Angemessene Orientierungshilfe geben, z.B. durch Symbole, Farben, Licht, Wandläufe
- Für angemessene Kleidung und Schuhwerk sorgen
- Erste-Hilfe-Maßnahmen bei Notfällen
- Bei Sensibilitätsstörungen:
  - Wahrnehmungsfähigkeit schulen, z.B. durch basale Stimulation®
  - Gefährdete Körperstellen besonders schützen und regelmäßig auf Anzeichen von Verletzungen prüfen (Dekubitus)
  - Sorgfältige Fuß- und Nagelpflege durchführen
  - Lagerungshilfsmittel nutzen
  - Vor Verbrennung, Verbrühung, z.B. durch heißes Badewasser, heiße Wärmflasche und Speisen oder Getränke schützen
  - Vor Unterkühlung schützen, z.B. für angemessene Kleidung sorgen.

Information, Beratung, Anleitung

- Zum Erkennen und Beseitigen von Gefahrenquellen beraten
- Zum sicheren Bewegen im Umfeld anleiten
- Über mögliche Hilfsmittel und Wege zur Beschaffung beraten, z.B. Brille, Hörgerät, Gehhilfe, Sturzhose
- Zum Gebrauch von Hilfsmitteln und Sicherungen im Umfeld beraten und anleiten
- Zum Training der Wahrnehmungsfähigkeit anleiten
- Zum Verhalten im Notfall informieren.

4.10.2   Infektionsgefahr

Eingeschränkte Fähigkeit, sich angemessen vor dem Eindringen von Krankheitserregern in den Organismus zu schützen, spezifiziert nach Ursache und Ort der Infektion.

Symptome

- Häufige Probleme mit Infektionen sind bekannt oder werden vom alten Menschen bzw. seinen Bezugspersonen geäußert
- Infektionen sind bereits aufgetreten
- Vielfältige Riskofaktoren (☞ Ursachen).

Mögliche Ursachen

- Altersbedingtes Nachlassen der Immunfunktionen
- Wissensdefizite über gesundheitsfördernde Maßnahmen und Verhaltensweisen
- Fehl- bzw. Unterernährung (☞ 4.4.1–4.4.4)
- Abwehrschäche
- Erkrankungen, z. B. Durchblutungsstörungen, Wunden, Diabetes, Hauterkrankungen, Depression
- Medikamente, z. B. Glukokortikoide, Chemotherapie
- Stress, Schlafmangel, Erschöpfung
- Ängste, Unzufriedenheit, Lebenskrisen
- Therapeutische Maßnahmen, die das Eindringen von Krankheitserregern begünstigen, z. B. durch Inhalatoren, Sonden, Katheter, Infusionen, Injektionen, Tracheostoma
- Ungesundes Raumklima, z. B. überfüllte, überheizte Räume, geringe Luftfeuchtigkeit, wenig Frischluft
- Bedingungen, die eine Vermehrung der Krankheitserreger begünstigen, z. B. Flüssigkeits- oder Sekretansammlungen, Hyperglykämie, Veränderung des pH-Wertes der Haut.

Assessment

- Mögliche Ursachen für Gefährdungen ermitteln
- Erkrankungen erfassen
- Bedingungen ermitteln, die das Eindringen von Krankheitserregern begünstigen, z. B. Katheter, Wunden
- Äußere Einflüsse die die Abwehr schwächen, ermitteln, z. B. Raumklima
- Abwehrlage einschätzen
- Bedarf und Möglichkeiten an Schutzmaßnahmen erfassen
- Eigene Ressourcen und Fähigkeiten, sich zu schützen erfassen
- Veränderung beobachten:
  - Allgemeinzustand, Vitalfunktionen
  - Kräfte- und Ernährungszustand
  - Orientierung, Verhaltensweisen

- Hautzustand
- Zustand von Wunden und Eintrittsspforten für Erreger, z. B. Tracheostoma.

Ziele und Beurteilungskriterien zur Überprüfung der Wirksamkeit der Pflege

Der alte Mensch
- kennt Gefahren und kann sich davor schützen
- erlernt hygienisches Verhalten, z. B. Händedesinfektion
- wird vor Infektionen und Folgeschäden angemessen geschützt
- erhält angemessene Unterstützung und Hilfsmittel zur Vermeidung von Gefahren, z. B. eigenen Inhalator
- kann seine Abwehrkräfte trainieren und sich vor umweltbedingten Infektionen schützen
- hat keine Infektionen.

Pflegetherapie

Hilfestellungen

- Ursachenbezogenen Hygieneplan erstellen und umsetzen
- Bei allen erforderlichen Maßnahmen Hilfe anbieten und unterstützen
- Körpereigene Abwehr und Gefahren einschätzen
- Strenge Beachtung infektionsverhütender Maßnahmen bei allen pflegerischen und therapeutischen Verrichtung
- Eintrittspforten für Erreger nach streng aseptischen Gesichtspunkten behandeln
- Regelmäßige Kontrolle und Pflege von Wunden und Eintrittspforten für Erreger
- Regelmäßige Entfernung von Körpersekreten, z. B. durch Hilfe beim Abhusten
- Desinfektion, Reinigung und Sterilisation von kontaminiertem Material
- Unterstützung der körpereigenen Abwehr durch gesundheitsfördernde Maßnahmen.

Information, Beratung, Anleitung

- Über Möglichkeiten zur Schutzimpfung informieren, z. B. Grippeschutz
- Über ausgewogene Ernährung, ausreichende Flüssigkeitszufuhr und Funktion der Vitamine beraten
- Auswirkungen von Nikotin, Alkohol, Medikamenten erklären
- Über hygienisches Verhalten und hygienischen Umgang mit Hilfsmitteln informieren
- Hygieneplan erläutern und zur Einhaltung anleiten
- Über Maßnahmen zur Infektionsverhütung informieren.

4.10.3   Aspirationsgefahr

Eingeschränkte Funktion der Schutzreflexe, die Atemwege während des Einatmens angemessen vor dem Eindringen von Sekret oder Fremdkörpern zu schützen.

Symptome

- Schluckstörungen (☞ 4.4.7)
- Liegen bleibendes Sekret im Mund bzw. Rachenraum
- Husten und Würgen beim Schlucken
- Häufiges Erbrechen
- Aspirationen sind bereits aufgetreten
- Vielfältige Risikofaktoren (☞ Ursachen).

Mögliche Ursachen

- Unzureichende Schutzreflexe, z. B. Husten
- Schluckstörungen (☞ 4.4.7)
- Sprechen beim Essen
- Flache Rückenlagerung in Verbindung mit der Nahrungsaufnahme
- Erbrechen
- Brechreiz durch Lageveränderung von Ernährungs- und Sauerstoffsonden
- Sondenernährung mit Sekretansammlung im Mund bzw. Rachenraum
- Bewusstlosigkeit, Benommenheit, Verwirrtheit
- Neurologische Erkrankungen, z. B. Schlaganfall, M. Parkinson, Multiple Sklerose
- Tracheostoma.

Assessment

- Mögliche Ursachen und Gefahren erfassen
- Befinden und Störungen erfragen
- Einsatzmöglichkeiten und Bedarf an Hilfsmitteln klären, z. B. Lagerungskissen
- Inspektion von Mund und Rachenraum
- Sondenlagen im Rachenraum regelmäßig kontrollieren, z. B. Sauerstoffsonden, Magen-
  sonden
- Schluckreflexe prüfen
- Unterstützungsbedarf erfassen, z. B. bei Lagerungswechsel oder bei Erbrechen.

Ziele und Beurteilungskriterien zur Überprüfung der Wirksamkeit der Pflege

Der alte Mensch
- erhält erforderliche Unterstützung
- erleidet keine gesundheitlichen Schäden
- ist vor Aspirationsgefahren angemessen geschützt
- kennt Gefahren und kann Maßnahmen zur Verhinderung einer Aspiration selbst anwenden.

Pflegetherapie

Hilfestellungen

- Mahlzeiten in Sitzposition einnehmen lassen
- Sitz der Zahnprothese überprüfen
- Konsistenz der Nahrung der Schluckfähigkeit anpassen
- Nahrung langsam mit kleinem Löffel darreichen
- Getränke schluckweise eingeben
- Während der Nahrungseinnahme anwesend sein
- Mundinspektion nach der Nahrungseingabe
- Nahrungsreste und Sekret aus Mund und Rachenraum entfernen
- Absauggerät bereithalten
- Angemessene Mund- und Nasenpflege
- Sondenlagen im Mund und Rachen regelmäßig überprüfen
- Maßnahmen zum Schutz vor Erbrechen einleiten, z.B. Medikamente nach Arztverordnung
- Bei Erbrechen und Husten unterstützen
- Bei der Lagerung unterstützen, bei Bewusstlosigkeit stabile Seitenlage, Notruf
- Für Hilfsmittel in Reichweite sorgen, z.B. Klingel, Nierenschale
- Hilfemaßnahmen im Notfall, z.B. bei Erstickungsgefahr durch Klopfen auf den Rücken, Heimlich-Handgriff, Notruf.

Information, Beratung, Anleitung

- Zum sorgfältigen Kauen und langsamen Essen anleiten
- Angehörige beraten und zu korrekten Hilfestellungen anleiten
- Über Gefahren und deren Vermeidung informieren.

4.10.4   Suizidgefahr

Verhalten, das auf die Absicht zur Selbsttötung schließen lässt.

Symptome

- Rückzug aus sozialen Beziehungen
- Vereinsamung
- Fehlendes Interesse und mangelnde Freude am Leben
- Selbstverletzendes Verhalten (Autoaggression)
- Gereiztheit, Aggression
- Abschiedsbriefe, Testament abfassen, ungewöhnliche Aufräumaktionen
- Verweigerung von Nahrung, Körperpflege oder Kommunikation
- Äußerungen von Selbsttötungsabsichten, Todesphantasien, Todeswünschen, „Beerdigungsträume"
- Ankündigung, oft verschlüsselt als Hilferuf, z. B. „bald werde ich Ruhe haben und niemandem mehr zur Last fallen"
- Vorbereitung der suizidalen Handlung, z. B. durch Sammeln von Tabletten.

Mögliche Ursachen

- Depression, insbesondere Beginn oder Abklingen einer depressiven Phase (Zwei Drittel aller Alterssuizide werden von depressiven Menschen verübt)
- Suchterkrankung
- Chronische Erkrankungen mit starken Behinderungen oder Schmerzen
- Vereinsamung, Mangel an Zuwendung
- Krisensituationen durch Verluste, z. B. gewohnte Umgebung, Partner
- Verwirrtheit, psychische Erkrankungen
- Bedrohung des Selbstwertgefühls durch Verlust von Kontakten (Berentung, Umzug ins Heim)
- Kräfteverfall, Hilflosigkeit, Machtlosigkeit (☞ 4.8.2)
- Armut
- Mangelnde Kompensationsmöglichkeit durch religiöse Bindungen, positive Erinnerungen, sinngebende Aktiviäten, Bezugspersonen, soziale Beziehungsnetze.

Assessment

- Symptome, mögliche Ursachen und individuelle Ressourcen erfassen (☞ oben)
- Risikofaktoren erfassen, z. B. Verluste, einschränkende und unpersönliche Wohnverhältnisse, fehlende soziale Kontakte
- Anzeichen erfassen
- Verletzungen beobachten
- Befinden erfragen
- Schmerzäußerungen erfassen
- Psychischen und geistigen Zustand einschätzen
- Gewohnheiten und Wünsche ermitteln

- Sozialverhalten beobachten
- Grad der Selbstständigkeit ermitteln
- Hilfebedarf ermitteln
- Aussagen prüfen, die auf Gefährdungen hinweisen
- Möglichkeiten der Bewältigung prüfen, z. B. durch Religionszugehörigkeit
- Möglichkeiten professioneller Unterstützung prüfen, z. B. durch Therapeuten
- Ressourcen ermitteln, die zur Bewältigung beitragen.

Ziele und Beurteilungskriterien zur Überprüfung der Wirksamkeit der Pflege

- Suizidales Verhalten und Absichten erkennen
- Gefahren wie selbstverletzendes Verhalten oder Freitod verhindern
- Wohlbefinden fördern
- Aktivitäten und Interessen fördern

Der alte Mensch
- hält Kontakte, Beziehungen aufrecht und knüpft neue
- spricht über seine Suizidgedanken und Gefühle
- erfährt Zuwendung, Verständnis und Unterstützung
- fühlt sich verstanden und wohl
- unternimmt keine Suizidversuche
- nimmt professionelle Hilfe an.

Pflegetherapie

Hilfestellungen

- Grundsätzlich validierte Gesprächshaltung anwenden
- Wenig allein lassen
- Zuwendung und Verständnis zeigen
- Schmerzen erkennen und Hilfe bei der Schmerzbewältigung anbieten
- Ursachen für negative Gefühle beseitigen oder zumindest einschränken
- Unterstützung durch therapeutische Hilfe ermöglichen
- Hilfsmittel zur Beseitigung von Einschränkungen bereitstellen
- Gemeinsam Ressourcen ermitteln und realistische Schritte zur Problemlösung erarbeiten
- Positive Erinnerungen erfragen, verstärken
- Angstfreie Atmosphäre schaffen, z. B. für Entspannung, Ruhe, Wärme sorgen und Zwänge, Druck oder Sanktionen vermeiden
- Überforderungen vermeiden
- Medikamentenkonsum überwachen
- Gemeinsam Tagesablauf strukturieren
- Biographisch bezogene Aktivitäten anbieten, z. B. Kochgruppe
- Kontakte fördern.

Information, Beratung, Anleitung

- Über professionelle Unterstützung informieren, z. B. Gestalt-, Musik-, Gesprächstherapie.

4.10.5   Vergiftungsgefahr

Gefahr einer Vergiftung durch unsachgemäßen Gebrauch von toxischen Substanzen wie Alkohol, Medikamente, verdorbene Nahrung, Pflanzen und giftigen Stoffen.

Symptome

Der alte Mensch
- benötigt Unterstützung bei der Dosierung und Einnahme von Medikamenten
- zeigt Selbstversorgungsdefizite bei der Ernährung (☞ 4.4.6)
- zeigt Selbstversorgungsdefizite bei der Haushaltsführung (☞ 4.8.1)
- zeigt selbstverletzendes Verhalten oder ist suizidgefährdet (☞ 4.10.4)
- ist suchtkrank.

Mögliche Ursachen

- Wissensdefizite über toxische Wirkungen von Medikamenten und anderen Substanzen
- Verwirrtheit, Demenz
- Veränderte Wachheit , z. B. Apathie, Somnolenz
- Störungen des Wahrnehmens, z. B. Veränderungen oder Erkrankungen der Sinnesorgane (☞ 4.1.2 – 4.1.4)
- Mangelhafte Sicherheit im Umfeld, z. B. durch giftige Substanzen in Reichweite des alten Menschen
- Schmerzen (☞ 4.12.1), Sucht.

Assessment

- Mögliche Ursachen und individuelle Ressourcen erfassen
- Bewusstsein (Wachheit, Orientierung, Merkfähigkeit, Denkfähigkeit, Urteilsfähigkeit) beobachten
- Wahrnehmungsfähigkeit (sehen, hören, riechen, schmecken, tasten) ermitteln
- Umgang des alten Menschen mit Medikamenten und sonstigen toxischen Substanzen beobachten
- Psychischen und geistigen Zustand einschätzen
- Einschränkungen ermitteln, die zu Gefahren werden können
- Grad der Selbstsständigkeit erfassen
- Hilfebedarf erfassen
- Suchtverhalten ermitteln
- Suizidgefahren ermitteln
- Schmerzprotokoll führen
- Umgebung auf Gefahren hin prüfen
- Unterstützungsangebote klären.

Ziele und Beurteilungskriterien zur Überprüfung der Wirksamkeit der Pflege

Der alte Mensch

- erleidet keine Schäden
- erhält angemessene Unterstützung und akzeptiert diese
- fühlt sich in seiner Selbstständigkeit nicht eingeschränkt
- kennt und benennt seinen Hilfebedarf
- kennt Wirkungen und Gefahren von Substanzen, die angewendet werden
- wendet Substanzen und Arzneimittel fachgerecht an
- geht mit verdorbenen Lebensmittel angemessen um.

Pflegetherapie

Hilfestellungen

- Arzneimitttel dosieren und korrekte Einnahme bzw. Anwendung überwachen
- Beim sachgerechten Umgang mit Lebensmitteln und Genussmitteln sowie bei deren Entsorgung unterstützen
- Vorräte des alten Menschen angemessen prüfen und Gefahren beseitigen
- Gefahrenquellen im Umfeld beseitigen, z.B. Desinfektionsmittel einschließen
- Hilfsmitteln zur Verbesserung der Wahrnehmung und Orientierung bereitstellen, z.B. Brille, Dosierungshilfen
- Für Schmerzlinderung sorgen, Schmerzprotokoll führen.

Information, Beratung, Anleitung

- Zum Erkennen und Beseitigen von Gefahren beraten
- Zur sicheren Anwendung von Arzneimitteln und anderen Substanzen beraten
- Zur sicheren Aufbewahrung von gefährlichen Substanzen anleiten
- Über mögliche Hilfsmittel und Wege zu deren Beschaffung informieren
- Zu Verhalten im Notfall informieren.

4.11 Pflegediagnosen im Bereich „Soziale Bereiche des Lebens sichern"

4.11.1 Überlastung der pflegenden Angehörigen

Pflegende Angehörige sind überlastet bzw. überfordert mit der Gefahr der unzureichenden Hilfestellung für den Pflegebedürftigen.

Symptome

- Bitte um zusätzliche Übernahme von Pflege durch Angehörige oder Pflegebedürftige
- Äußerungen von Überforderung durch Angehörige
- Zeichen von Abgespanntheit, Schlafstörungen, Depression, Aggression bei Angehörigen
- Pflege und Betreuung ist unzureichend, der Pflegebedürftige ist gefährdet, Folgeschäden zu erleiden
- Die Pflegebedürftigkeit nimmt zu durch Folgeschäden
- Das Wohnumfeld, Bett und Bekleidung wirken ungeordnet, verschmutzt und vernachlässigt.

Mögliche Ursachen

- Wissensdefizite der Angehörigen zu Pflegemaßnahmen und Unterstützungsangeboten
- Überforderung der Angehörigen in ihrer Kraft, Belastbarkeit, Zeit und ihren Fähigkeiten
- Überforderung der psychischen Kräfte der Angehörigen
- Erkrankung der Angehörigen
- Beziehungsprobleme, Krisen
- Räumliche Enge
- Fehlender Freiraum für Pflegende
- Verhaltensänderungen des Pflegebedürftigen
- Zunahme der Pflegebedürftigkeit
- Soziale Isolation der Angehörigen
- Unzureichende finanzielle Unterstützung und Absicherung der Pflegenden
- Fehlende Hilfsmittel
- Unzureichende Schulung der Pflegenden.

Assessment

- Äußerungen des Pflegebedürftigen über sein Befinden erfassen
- Zeichen, die auf zusätzliche Erkrankungen und Folgeschäden beim Pflegebedürftigen hinweisen, prüfen
- Zustand von Wohnung, Wäsche und Kleidung einschätzen
- Äußerungen von pflegenden Angehörigen zur eigenen Befindlichkeit und zur Bewältigung von Pflegesituationen erfassen
- Möglichkeiten zur Problemlösung im alten Menschen selbst und in seinem Umfeld, z. B. durch Freunde, Nachbarn, Kirchengemeinde prüfen
- Finanzielle Situation einschätzen

- Unterstützungs- und Hilfsmittelbedarf erfassen
- Fähigkeiten und Fertigkeiten der Pflegenden bezogen auf Pflegeerfordernisse einschätzen.

Ziele und Beurteilungskriterien zur Überprüfung der Wirksamkeit der Pflege

Der alte Mensch
- erleidet keine Folgeschäden
- erhält angemessene Pflege und Unterstützung
- fühlt sich akzeptiert und angenommen und ist zur größtmöglichen Mitwirkung an der Pflege bereit
- fühlt sich wohl.

Die pflegenden Angehörigen
- erwerben die notwendigen Kenntnisse und Fähigkeiten, um die Pflege sachgerecht und ökonomisch durchzuführen
- können sich erholen und entspannen
- bewältigen die Pflegesituation ohne überfordert zu sein
- fühlen sich nicht überfordert
- kennen Möglichkeiten, sich selbst zu entlasten und nutzen diese
- erhalten angemessene Unterstützung und Hilfsmittel
- sind entlastet.

Pflegetherapie

Hilfestellungen

- Angemessene Gesprächsbereitschaft signalisieren und Zeit nehmen, um Probleme, deren mögliche Ursachen und belastende Faktoren zu klären
- Geäußerte Gefühle akzeptieren
- Ursachen für Belastungen und Gefahren ergründen und Maßnahmen zu deren Beseitigung einleiten
- Bedarfsgerechte Unterstützung ermöglichen
- Plan zur Absicherung der erforderlichen Pflege gemeinsam mit Pflegenden erstellen unter Berücksichtigung des Unterstützungsbedarfes
- Zusätzliche Hilfen veranlassen
- Möglichkeiten zur Schulung und Entspannung anbieten.

Information, Beratung, Anleitung

- Über das Angebot an Pflegekursen, Entspannungskursen und Selbsthilfegruppen informieren
- Zu arbeitserleichternden Pflegetechniken und Umgang mit Hilfsmitteln anleiten
- Über Hilfsmöglichkeiten durch weitere Hilfsdienste und teilstationäre Pflege sowie Kurzzeitpflege beraten
- Zu entlastenden Angeboten für pflegende Angehörige beraten.

4.11.2   Soziale Isolation

Totaler Kontaktverlust und Ausgliederung aus menschlichen Beziehungen.

Symptome

Der alte Mensch
- äußert, dass er sich einsam fühlt
- hat keine Kontakte, bekommt keinen Besuch
- knüpft Kontakte nicht selbstständig
- leidet unter Kontaktarmut
- ist nicht in der Lage, die Situation zu verändern
- ist traurig, depressiv.

Mögliche Ursachen

- Bewegungseinschränkungen durch körperliche Erkrankungen
- Einschränkungen der Sprachfähigkeit, Hörfähigkeit, Sehfähigkeit
- Psychische Erkrankungen (Depression, Psychosen)
- Lebenskrisen und Verluste von Bezugsperson(en) durch Erkrankung, Verhaltensänderung, Tod
- Rollenverlust, Vereinsamung
- Fehlende Möglichkeiten zur Kontaktaufnahme durch z. B. isolierte Wohnsituation, finanzielle Nöte
- Räumliche Trennung von Angehörigen und Freunden
- Unzureichende Selbstpflege, die auf Sozialpartner abstoßend wirkt
- Verwirrtheit, Demenz.

Assessment

- Ursachen klären und individuelle Ressourcen ermitteln
- Befinden erfragen
- Gefühle und Einschränkungen erfassen
- Sinnesorgane auf Funktionseinschränkungen beobachten
- Sozialverhalten, Kontakte und Orientierung prüfen
- Frühere Beschäftigungen, Interessen und Ressourcen erfassen
- Biografische Daten und Bezugspersonen ermitteln
- Kontaktwünsche und Gewohnheiten erfassen
- Möglichkeiten zu Kontaktaufnahmen prüfen.

Ziele und Beurteilungskriterien zur Überprüfung der Wirksamkeit der Pflege

Der alte Mensch
- äußert seine Gefühle und Kontaktwünsche
- kennt die Ursachen seiner Isolation und arbeitet aktiv daran mit, sie zu reduzieren

- erhält Unterstützung und Angebote zur Bewältigung seiner Isolation
- findet Kontakte und hält sie aufrecht
- erfährt Zuwendung und Aufmerksamkeit
- überwindet die Isolation
- fühlt sich wohl und in seinem Selbstwertgefühl gestärkt
- ist in Gemeinschaften integriert.

Pflegetherapie

Hilfestellungen

- Gespräche anbieten
- Ursachen der Isolation gemeinsam klären und Möglichkeiten zu deren Überwindung finden
- Einschränkungen und Hilfsmittelbedarf, z. B. Gehhilfe, Hörgerät prüfen
- Unterstützung bei der Suche und Aufnahme von Kontakten anbieten
- Kontaktaufnahmen fördern und unterstützen
- Aktivitäten fördern und unterstützen
- Auf Wunsch zu Veranstaltungen begleiten.

Information, Beratung, Anleitung

- Beratung über Hilfsmittel zur Unterstützung der Kommunikationsfähigkeit, z. B. Hörgerät, Brille, Telefon
- Über therapeutische Unterstützungsmöglichkeiten, z. B. durch Ergo-, Bewegungs- und Gestalttherapie, beraten
- Über Angebote von altersgerechten Gruppen wie Singkreis, Gymnastikgruppen, Spielgruppen und Veranstaltungen informieren (☞ Abb. 15)
- Über Aktivitäten in der Kirchengemeinde oder im Stadtteil informieren
- Über Möglichkeiten zur Teilnahme an öffentlichen Veranstaltungen informieren
- Über Besuchsdienste, Nachbarschaftshilfe, Selbsthilfegruppen informieren.

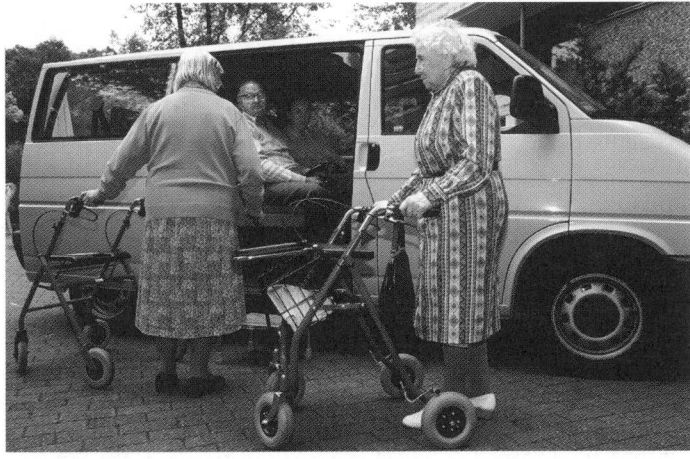

Abb. 15: Eine Gehbehinderung muss nicht zu sozialer Isolation führen. Werden Fahrdienste organisiert, können Veranstaltungen trotz der körperlichen Einschränkung besucht werden. [K157]

4.11.3 Ungelöster Abhängigkeits-Unabhängigkeitskonflikt

> Eingeschränkte oder nicht vorhandene Fähigkeit, Entscheidungen selbstständig zu treffen und die eigenen Ressourcen einzuschätzen.

Symptome

- Sozialer Rückzug bei auffällig demütigem Verhalten
- Soziale Isolation (☞ 4.11.2)
- Hilflosigkeit, Unselbstständigkeit in täglichen Verrichtungen und Entscheidungen
- Entscheidungen werden anderen überlassen
- Unzufriedenheit mit der eigenen Situation
- Verhaltensweisen wechseln zwischen Unterwürfigkeit und Forderungen
- Misstrauen, übersteigertes Kontrollbedürfnis.

Mögliche Ursachen

- Fehlende Unterstützung zur Selbstständigkeit und Selbstverantwortung
- Unangemessene Übernahme von Verantwortung und Entscheidungen durch Bezugspersonen
- Unfreiwilliger Einzug in die stationäre Einrichtung
- Zuwendungsmangel
- Unverarbeitete Krisen- und Verlustsituationen
- Unzureichender Reifungsprozess und fehlende Selbstständigkeit im Laufe der Lebensgeschichte
- Abhängigkeiten körperlich, psychisch, finanziell
- Erleben von Kraftlosigkeit, Machtlosigkeit (☞ 4.8.2)
- Depression
- Verwirrtheit
- Sucht
- Mangelnde intellektuelle Fähigkeiten.

Assessment

- Ursachen ermitteln
- Sozialverhalten und -kontakte einschätzen
- Entscheidungsfähigkeit prüfen
- Biografie und damit verbundene Verhaltensweisen und Ressourcen erfassen
- Körperliche und psychische Befindlichkeit, Einschränkungen erfassen
- Fähigkeit zur aktiven Mitarbeit und selbstständigen Gestaltung des Tagesablaufes ermitteln
- Gründe für Unzufriedenheit, mangelnde Motivation, Agression und Abhängigkeitsbedürfnis ermitteln
- Möglichkeiten zur Förderung von Selbstständigkeit und Selbstbestimmtheit erfassen
- Angemessene Förderungsmaßnahmen prüfen.

Ziele und Beurteilungskriterien zur Überprüfung der Wirksamkeit der Pflege

Der alte Mensch

- lebt selbstbestimmt
- wird in Entscheidungen grundsätzlich einbezogen
- trifft Entscheidungen selbstständig
- übernimmt Verantwortung
- kann seine Gefühle und Wünsche äußern
- ist über seine Rechte, Pflichten und Möglichkeiten der Mitbestimmung informiert
- ist an seiner Selbstständigkeit interessiert
- ist über Angebote zur Unterstützung informiert
- nimmt am sozialen Leben teil
- ist zufrieden
- erhält angemessene Zuwendung, Unterstützung und Förderung zur Selbstständigkeit.

Pflegetherapie

Hilfestellungen

- Entscheidungen grundsätzlich mit dem alten Menschen treffen
- Gespräche zur Bewältigung von Unsicherheiten und Ängsten anbieten
- Zuwendung signalisieren
- Gemeinsames Prüfen von Möglichkeiten zur Verantwortungsübernahme und zur Selbstbestimmung
- Entscheidungsmöglichkeiten anbieten
- Zur Selbstständigkeit bei Aktivitäten und Pflegemaßnahmen ermuntern
- Hilfestellung bei Einschränkungen und Unsicherheiten anbieten
- Kontakte und die Übernahme von Aufgaben fördern.

Information, Beratung, Anleitung

- Zur selbstständigen Übernahme von täglichen Verrichtungen und bei Pflegeerfordernissen anleiten
- Zur Selbstständigkeit und Entscheidunggsfindung im täglichen Leben ermutigen und anleiten
- Zu Angeboten der Aktivität und Mitbestimmung beraten.

4.12 Pflegediagnosen im Bereich „Mit existenziellen Erfahrungen des Lebens umgehen"

4.12.1 Schmerzen, chronisch

Quälende Schmerzen über einen Zeitraum von 6 Monaten und mehr. Wird von jedem Menschen individiuell unterschiedlich wahrgenommen, verarbeitet und mitgeteilt.

Symptome

- Verbale Äußerungen des Schmerzes, z. B. durch weinen, stöhnen, schreien
- Verzerrte Mimik, starre Gesichtszüge
- Schweißausbruch, Zittern
- Atembeschleunigung
- Muskelverkrampfungen
- Abwesenheit
- Schlafstörungen (☞ 4.7.1 – 2), Erschöpfung
- Vorsichtige Bewegungen, Schonhaltung der betroffenen Körperpartie
- Angst
- Rückzugsverhalten, Depression
- Aggression, Autoaggression
- Bewusstseinsstörungen.

Mögliche Ursachen

- Chronische Erkrankungen, z. B. Arthrose, Tumore
- Nervenschmerzen
- Phantomschmerzen nach Amputation eines Körperteils
- Psychosomatische Störungen.

Assessment

Im Schmerzprotokoll erfassen
- Symptome, Intervalle
- Schmerzcharakter
- Schmerzerleben
- Schmerztoleranz, Umgang mit Schmerzen
- Faktoren, die den Schmerz beeinflussen
- Möglichkeiten der Linderung
- Bedürfnisse und Ängste des Betroffenen
- Ärztliche Verordnungen
- Reaktionen auf therapeutische und pflegerische Maßnahmen zur Linderung
- Einschränkungen, die durch den Schmerz auftreten
- Strategien, die zur Schmerzlinderung führen.

Ziele und Beurteilungskriterien zur Überprüfung der Wirksamkeit der Pflege

Der alte Mensch

- spürt Linderung
- ist schmerzfrei
- ist angstfrei
- kann selbstbestimmt über therapeutische und pflegerische Maßnahmen entscheiden
- äußert seine Schmerzen, Ängste und Bedürfnisse
- kann Hilfebedarf deutlich machen
- erhält angemessene Theapie und Unterstützung
- kann den Schmerz beschreiben
- kennt Methoden zur Schmerzlinderung und setzt sie ein
- kennt schmerzauslösende Faktoren und kann sie vermeiden
- führt Aktivitäten, die durch Schmerz eingeschränkt waren, wieder selbstständig aus
- führt selbstständig ein Schmerzprotokoll bzw. erhält angemessene Unterstützung dabei.

Pflegetherapie

Hilfestellungen

- Konsequente präventive Durchführung ärztlicher Verordnungen zur Schmerztherapie
- Ängste und Schmerzäußerungen ernst nehmen
- Für Angstfreiheit sorgen durch präventive Unterstützung
- Bei der Führung des Schmerzprotokolles unterstützen
- Bei Verrichtungen des täglichen Lebens unterstützen
- Bedürfnisse und Wünsche berücksichtigen, für Wohlbefinden sorgen
- Gespräche über den Schmerz ermöglichen
- Pflegerische Maßnahmen zur Linderung von Beschwerden anbieten, z.B. beruhigende Waschungen, Massagen, wärmende Wickel oder Auflagen (Rücksprache mit Arzt)
- Interessen ermitteln und für Ablenkung sorgen, z.B. malen, werken, musizieren, sich bewegen
- Für regelmäßige Arztkonsultation und Schmerzmittelverordnung sorgen
- Bei der zeitgerechten Einnahme der Schmerzmittel unterstützen.

Information, Beratung, Anleitung

- Zum Führen eines Schmerzprotokolles anleiten
- Über therapeutische und pflegerische Hilfen informieren
- Zu entspannenden Übungen anleiten, z.B. Autogenes Training, Yoga, Meditation.

4.12.2   Angst

> Reaktion auf das Gefühl von Bedrohung und Gefahr unbekannter Herkunft oder vor
> benennbaren Ereignissen und Situationen.

Symptome

- Schwitzen, Zittern
- Mundtrockenheit, unsichere Stimme
- Schwindelgefühl, Kopfschmerzen
- Erhöhte Puls- und Atemfrequenz, Herzrhythmusstörungen (Herzrasen, „Herz klopft bis zum Hals")
- Blasse Gesichtsfarbe, Pupillenerweiterung, starre Mimik
- Bauchschmerzen, Diarrhoe, Harndrang
- Würgegefühl im Hals
- Schlafstörungen.

Mögliche Ursachen

Existenzielle Angst durch Verlust des Urvertrauens
- Angst vor Dunkelheit, vor Fremdem, Unbekanntem
- Angst vor Versagen, Krankheit, Tod, Alter, Vereinsamung
- Angst vor Existenzverlust, Lebensangst
- Angst bei anstehenden Veränderungen im Lebensverlauf
- Angst bei oder vor Erkrankungen.

Angst bei realen Bedrohungen
- Angst bei Gefahr durch z. B. Tiere, Menschen, Naturgewalten
- Angst bei schmerzhaften Eingriffen, z. B. Injektionen, Operationen
- Angst bei plötzlichem Verlust der eigenen Kräfte und Funktionen, z. B. Todesangst bei Atemnot.

Phobien
- Angst bei nicht vorhanden Gefahren, z. B. Angst vor leeren Plätzen, Höhenangst, Spinnenangst
- Neurotisches Verhalten, z. B. Waschzwang, Putzzwang.

Assessment

- Ursachen und angstauslösende Faktoren erfragen
- Befinden erfragen
- Körperliche Symptome und Verhalten erfassen
- Körperliche und psychische Reaktionen bzw. Bewältigungsstrategien ermitteln, z. B. Flucht, Angriff (Aggression), Verteidigungshandlungen, Entspannungstechniken, Ablenkungsverhalten, Sicherungsmaßnahmen
- Hilfebedarf ermitteln
- Unterstützungsmöglichkeiten ermitteln.

Ziele und Beurteilungskriterien zur Überprüfung der Wirksamkeit der Pflege

Der alte Mensch

- spricht Angstgefühle aus
- kennt Möglichkeiten, mit der Angst umzugehen
- setzt Ressourcen, Bewältigungstechniken wirksam ein
- kennt die angstauslösenden Situationen und kann sie vermeiden
- wendet Entspannungstechniken an
- fühlt sich sicher und angstfrei
- erhält angemessene Unterstützung und Hilfe
- erhält Hilfsmittel zur Stärkung seines Sicherheitsgefühles und kann damit umgehen, z. B. Notrufsystem, Klingel, Nachtlicht.

Pflegetherapie

Hilfestellungen

- Reale Gefahren wo immer möglich beseitigen oder zumindest einschränken
- Angstauslösende Ursachen erkennen, beseitigen bzw. einschränken
- Für Verständnis, Nähe und vertrauensvolle Atmosphäre sorgen
- Gesprächsbereitschaft signalisieren
- Gefühle bestätigen (Validation®)
- Den alten Menschen grundsätzlich in Entscheidungen einbeziehen und über alle Verrichtungen informieren
- Hilfestellungen in Form von Nähe, therapeutischen und pflegerischen Unterstützungsmaßnahmen anbieten, z. B. Schmerzlinderung, Sicherung vitaler Funktionen
- Entspannende Maßnahmen anbieten, z. B. warmes Bad, Entspannungs- und Atemübungen
- Therapeutische Hilfe anbieten.

Information, Beratung, Anleitung

- Über therapeutische oder pflegerische angstauslösende Maßnahmen wie z. B. Injektionen angemessen informieren
- Zu therapeutischen Unterstützungsangeboten und Gesprächskreisen beraten
- Zu Entspannungstechniken anleiten.

4.12.3   Hoffnungslosigkeit

> Gefühl des Verlustes von Möglichkeiten, die eigene Lebenssituation aktiv gestalten zu können.

Symptome

- Kraftlosigkeit (☞ 4.2.2)
- Ergebenheit gegenüber allen Maßnahmen und Situationen
- Fehlende Eigeninitiative
- Fehlender Lebenswille
- Fehlender Widerstand gegenüber Unerwünschtem
- Appetitlosigkeit, Gewichtsverlust
- Müdigkeit, Abwesenheit, vermehrtes Schlafbedürfnis
- Rückzug, soziale Isolation
- Resignation
- Interessenlosigkeit, Erwartungslosigkeit
- Unzureichende Selbstständigkeit.

Mögliche Ursachen

- Einschränkung der körperlichen und geistigen Funktionen
- Chronische Erkrankungen
- Unfälle, Behinderungen
- Schmerzen
- Verluste, z. B. durch Tod von Bezugspersonen, durch Wohnungswechsel
- Lebenskrisen, Glaubenskrisen, fehlender Lebenssinn
- Existenzielle Ängste (☞ 4.12.2).

Assessment

- Ursachen ermitteln
- Verhaltensweisen beobachten
- Äußerungen erfassen
- Erwartungen erfassen
- Gewohnheiten, Bedürfnisse, biografische Daten und Personen ermitteln
- Ressourcen zur Bewältigung ermitteln, z. B. Tierliebe
- Hilfebedarf erfassen
- Religionszugehörigkeit ermitteln
- Möglichkeiten zur Unterstützung erfassen.

Ziele und Beurteilungskriterien zur Überprüfung der Wirksamkeit der Pflege

Der alte Mensch

- spricht über seine Gefühle und Bedürfnisse
- fühlt sich verstanden
- findet eigene Ressourcen zur Bewältigung
- nutzt Unterstützungsangebote
- ist aktiv und nimmt Kontakt zu anderen auf
- ist schmerzfrei
- kann mit Einschränkungen angemessen umgehen
- fühlt sich sicher und wohl.

Pflegetherapie

Hilfestellungen

- In alle Entscheidungen einbeziehen
- Gesprächsbereitschaft signalisieren
- Nähe, Verständnis und Anerkennung vermitteln
- Bei der Schmerzbewältigung unterstützen
- Zur Entwicklung von individuellen Bewältigungsstrategien motivieren und dabei unterstützen
- Isolation unterbrechen, Kontaktaufnahmen fördern
- Wohltuende Rituale anbieten, z. B. Abendlied singen, Entspannungsübungen
- Religiöse Erfahrungen ermöglichen, einbeziehen
- Interessen und Aktivitäten fördern
- Tagesstrukturierende Maßnahmen und Ziele gemeinsam entwickeln.

Information, Beratung, Anleitung

- Zu Entspannungstechniken anleiten
- Zu Gesprächsgruppen und therapeutischen Unterstützungsangeboten informieren.

4.12.4   Trauer

Gefühl von tiefer Betroffenheit, Ohnmacht und Schmerz als Reaktion auf einschneiden-
den Verlust.

Symptome

- Reaktionen von Wut, Zorn, Verzweiflung nicht wahrhaben wollen
- Kraftlosigkeit (☞ 4.2.2)
- Müdigkeit, Schlafstörungen (☞ 4.7.1, 4.7.2)
- Veränderung der Essgewohnheiten
- Konzentrationsstörungen, Abwesenheit, Gefühlsschwankungen
- Einschränkung von Lebensaktivitäten, Rückzugsverhalten, soziale Isolation
- Hoffnungslosigkeit (☞ 4.12.3)
- Depression, Aggression, Regression.

Assessment

- Verluste und deren Bedeutung für den alten Menschen erfassen
- Verhaltensänderungen und Äußerungen erfassen
- Gesprächs- und Unterstützungsbedarf ermitteln
- Ressourcen zur Bewältigung erfassen, z.B. Religionszugehörigkeit
- Trauerrituale und kulturelle Besonderheiten der Trauer erfassen
- Bezugspersonen ermitteln.

Mögliche Ursachen

- Verlust von Personen, Tieren, materiellen Gütern, Lebenszielen und -inhalten
- Verlust von Gesundheit, Körperteilen, -funktionen
- Veränderung des Körperbildes (☞ 4.9.2), körperliche Behinderungen.

Ziele und Beurteilungskriterien zur Überprüfung der Wirksamkeit der Pflege

Der alte Mensch
- kann seinen Bedürfnissen entsprechend trauern
- kann den Schmerz ausdrücken
- findet Verständnis und Unterstützung in seiner Trauer
- nimmt die Realität an
- fühlt sich angenommen
- äußert Hoffnung und nimmt soziale Kontakte auf.

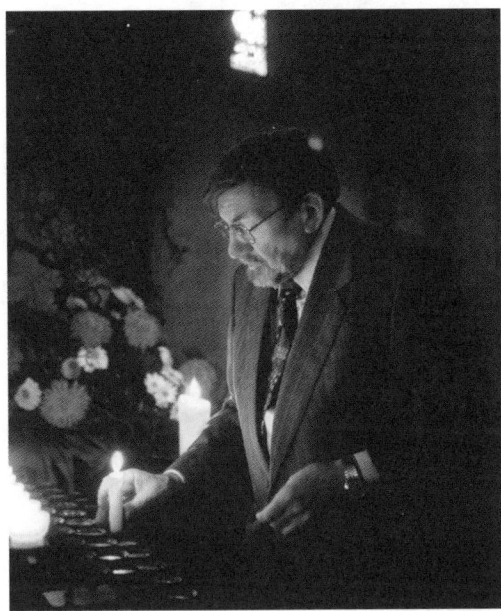

Abb. 16: Religiöse Rituale helfen vielen Menschen bei der Bewältigung ihrer Trauer. [K157]

Pflegetherapie

Hilfestellungen

- Raum zur Trauer und für Gefühlsäußerungen geben
- Privatsphäre schützen
- Gesprächsbereitschaft signalisieren
- Validierte Gesprächshaltung zeigen
- Nähe und Verständnis vermitteln
- Rückzugsverhalten akzeptieren
- Unterstützung bei Selbstpflegedefiziten nach Bedarf anbieten
- Hilfestellung bei Schmerzen und Schlafstörungen anbieten
- Rituale zum Abschied anbieten
- Religiöse Bedürfnisse achten und unterstützen (☞ Abb. 16)
- Bewältigungsstrategien fördern
- Isolation nach Bedarf unterbrechen, Kontaktaufnahmen nach Bedarf fördern
- In alle Entscheidungen bezüglich des Trauerprozesses einbeziehen.

Information, Beratung, Anleitung

- Zu Unterstützungsmöglichkeiten durch Seelsorger bzw. Therapeuten beraten
- Bei Bedarf Bezugspersonen beraten.

4.12.5   Verwirrtheit, akut

Plötzlicher Zustand der Desorientiertheit mit Denk- und Gedächtnisstörungen von vorübergehender Dauer.

Symptome

- Desorientiertheit mit Störungen des normalen Selbst-, Raum- und Zeitempfindens
- Gedächtnisstörungen
- Suchen von Gegenständen, Wegen, Orten, Personen
- Vergessen von Namen
- Angst- und Unruhezustände
- Halluzinationen, Delirium
- Apathie, Stupor
- Aggression, Depression
- Weglaufen
- Störung im Tag-Nacht-Rhythmus
- Reduzierter Wortschatz, monotones Singen, Rufen, unzusammenhängendes Reden
- Körperliche Symptome, z.B. Schwitzen.

Mögliche Ursachen

- Exsikkose (Austrocknung) durch z.B. mangelnde Flüssigkeitszufuhr, Erbrechen oder Durchfall (☞ 4.4.4)
- Sauerstoffmangel im Gehirn, z.B. durch Blutdruckabfall, Ateminsuffizienz (☞ 4.3.6), Herzinsuffizienz (☞ 4.3.3)
- Elektrolyt- und Stoffwechselentgleisungen, z.B. bei Diabetes
- Arzneimittelnebenwirkungen oder Fehldosierungen, z.B. bei Sedativa, Antidepressiva Digitalis, Diuretika, blutdrucksenkenden Medikamenten
- Krisen, z.B. durch plötzlichen Umgebungswechsel, Verluste
- Vergiftungen, z.B durch Alkohol, Drogen, Medikamente
- Narkosenachwirkungen
- Sturz (Schädel-Hirn-Trauma).

Assessment

- Ursachen klären und individuelle Ressourcen erfassen
- Nach möglichen traumatischen Ereignisse suchen
- Bewusstseinszustand und Orientierung erfassen
- Vitalzeichen kontrollieren
- Medikamenteneinnahme und Genussmittel- bzw. Drogenkonsum erfassen
- Flüssigkeitszufuhr überwachen
- Kommunikation, Interaktion und Verhalten beobachten
- Schlaf beobachten
- Grunderkrankungen und Schmerzen erfassen

- Hilfsmittelbedarf erfassen, z. B. Hörgerät, Brille
- Bedürfnisse und Gewohnheiten erfassen
- Unterstützungsbedarf ermitteln.

Ziele und Beurteilungskriterien zur Überprüfung der Wirksamkeit der Pflege

Der alte Mensch
- erleidet keine Folgeschäden
- ist orientiert
- erinnert sich leichter
- ist angst- und aggressionsfrei
- ist wach und ansprechbar
- erhält angemessene therapeutische Hilfe
- beteiligt sich an den täglichen Aktivitäten
- fühlt sich wohl und akzeptiert
- erhält angemessene Unterstützung.

Pflegetherapie

Hilfestellungen

- Bei Bedarf medizinische Notfallmaßnahmen einleiten
- Vitalzeichen überwachen
- Flüssigkeitsbilanz überwachen
- Therapeutische Maßnahmen nach Verordnung ausführen, z. B. Sauerstoffgabe, Infusions-
  überwachung, Medikamentenverabreichung
- Schutz vor Gefahren bei Orientierungsstörungen, z. B. Schutz vor Stürzen, vor Weglaufen
- Verständnisvolles Verhalten (Validation®)
- Bei eingschränkten Lebensaktivitäten entsprechend unterstützen
- Für Ruhe und Entspannung sorgen, z. B. im Snoezelenraum
- Überforderungen vermeiden
- Auf Bedürfnisse eingehen, Wünsche möglichst erfüllen
- In allen Bereichen Selbstbestimmung ermöglichen
- Vor Selbst- und Fremdgefährdung schützen durch
  - aufmerksames Beobachten
  - Schutzvorrichtungen, die sichern, aber nicht beeinträchtigen
  - Begleitung unruhiger Verwirrter zu Spaziergängen bzw. bei beruhigender Beschäfti-
    gung
  - Zettel mit Namen und Gruppe, der in die Tasche des Verwirrten gesteckt wird
  - gute Beleuchtung und angemessene Bekleidung
- Ärztliche Anordnungen ausführen, z. B. Medikamente verabreichen.

Information, Beratung, Anleitung

- Zur selbstständigen Durchführung der Lebensaktivitäten anleiten.

4.12.6 Verwirrtheit, chronisch

> Langsam zunehmender Verlust intellektueller Fähigkeiten mit Gedächtnisstörungen, Beeinträchtigungen der Konzentrationsfähigkeit, der Auffassungsgabe, der Orientierung sowie in der Bewältigung alltäglicher Handlungen.

Symptome

- Störungen des Kurzzeitgedächtnisses bei erhaltenem Langzeitgedächtnis, z. B. vorhandene Erinnerung an Gedichte, die in der Schule gelernt wurden
- Nachlassen von Aufmerksamkeit und Konzentrationsvermögen
- Verlangsamtes Denken
- Reduzierter Wortschatz, monotones Singen, Rufen, unzusammenhängendes Reden
- Zunehmende Desorientiertheit
- Persönlichkeitsveränderungen
- Gestörter Tag-Nacht-Rhythmus
- Antriebsarmut, Interessenlosigkeit
- Diffuse Ängste, Überforderungsgefühl
- Depression
- Selbstständige Versorgung kann nicht bewältigt werden
- Völlige Pflegebedürftigkeit im Spätstadium durch z. B. Sprachunfähigkeit, Schluckstörungen, Gehstörungen, Inkontinenz
- Halluzinationen
- Motorische Unruhezustände
- Zwanghaftes oder wahnhaftes Verhalten
- Aggression, Regression
- Weglaufen.

Mögliche Ursachen

- Gehirnerkrankungen, z. B. Demenz, Tumore, Verletzungen
- Vergiftungen, z. B. durch Alkohol, Drogen
- Erkrankungen, z. B. Stoffwechselerkrankungen, Herz- oder Niereninsuffizienz.

Assessment

- Ursachen ermitteln
- Verhalten und Bewältigung täglicher Aufgaben erfassen
- Bewusstseinszustand und Orientierung erfassen
- Medikamenteneinnahme und Drogenkonsum erfassen
- Flüssigkeitszufuhr erfassen
- Schlaf, Schmerz beobachten
- Antrieb, Beweglichkeit und Motorik beobachten
- Gefahren erfassen, z. B. Weglaufen, Aggressionshandlungen
- Hilfebedarf ermitteln

- Bedürfnisse und Gewohnheiten ermitteln
- Ressourcen erfassen
- Biografische Daten erfassen.

Ziele und Beurteilungskriterien zur Überprüfung der Wirksamkeit der Pflege

Der alte Mensch
- erleidet keine Folgeschäden
- ist angst- und aggressionsfrei
- erhält angemessene therapeutische Hilfe
- erhält angemessene Unterstützung
- beteiligt sich an den täglichen Aktivitäten
- fühlt sich wohl und akzeptiert
- setzt vorhandene Fähigkeiten ein
- findet sich in der Umgebung zurecht.

Pflegetherapie

Hilfestellungen

- Feste Bezugspersonen gewährleisten
- Für angemessene Flüssigkeitszufuhr sorgen
- Verständnisvolles Verhalten zeigen (Validation®)
- Biographische Gegebenheiten und Ressourcen einbeziehen
- Angemessene Unterstützung in allen Lebensaktivitäten gewährleisten
- Loben, nicht überfordern
- Auf Bedürfnisse eingehen, Wünsche erfüllen
- In allen Bereichen Selbstbestimmung ermöglichen
- Vor Selbst- und Fremdgefährdung schützen
- Für Sicherheit sorgen, z.B. bei Sturzgefahr durch Sturzhose, Haltegriffe, Wandläufe
- Früher Gelerntes nutzen für Aktivitäten, z.B. Singen, Tanzen
- Möglichkeiten zur Bewegung schaffen, z.B. Gehen in Rundgängen
- Für gute Beleuchtung sorgen
- Den Tagesablauf strukturieren
- Therapeutische Unterstützung fördern, z.B. Ergotherapie
- Orientierungshilfen schaffen.

Information, Beratung, Anleitung

- Angehörige über Betreuung, Gestaltung der Umgebung und therapeutische Angebote informieren
- Zur selbstständigen Durchführung der Lebensaktivitäten anleiten.

▎ Stichwortverzeichnis